Nitesh Jain
Poonam Bogra Timsi Aggarwal

Antibióticos em Endodontia

Nitesh Jain
Poonam Bogra Timsi Aggarwal

Antibióticos em Endodontia

ScienciaScripts

Imprint
Any brand names and product names mentioned in this book are subject to trademark, brand or patent protection and are trademarks or registered trademarks of their respective holders. The use of brand names, product names, common names, trade names, product descriptions etc. even without a particular marking in this work is in no way to be construed to mean that such names may be regarded as unrestricted in respect of trademark and brand protection legislation and could thus be used by anyone.

Cover image: www.ingimage.com

This book is a translation from the original published under ISBN 978-620-2-05144-6.

Publisher:
Sciencia Scripts
is a trademark of
Dodo Books Indian Ocean Ltd. and OmniScriptum S.R.L publishing group

120 High Road, East Finchley, London, N2 9ED, United Kingdom
Str. Armeneasca 28/1, office 1, Chisinau MD-2012, Republic of Moldova, Europe
Printed at: see last page
ISBN: 978-620-8-26504-5

ÍNDICE DE CONTEÚDOS

Capítulo 1. Introdução

A endodontia trata do tratamento da dor dentária aguda, que se baseia principalmente numa intervenção cirúrgica, como a colocação de uma restauração ou a extração da polpa dentária .[1]

A endodontia é um dos domínios em que os antibióticos são amplamente utilizados. O processo inflamatório resulta em dor endodôntica que está mais frequentemente relacionada com a irritação microbiana, mas na realidade também pode estar relacionada com factores mecânicos ou químicos. Além disso, uma vez removida a fonte de infeção, as infecções orofaciais não reaparecem .[2]

Os antibióticos não são necessários em condições inflamatórias da polpa. Os antibióticos em endodontia são necessários apenas para fins terapêuticos ou profilácticos. A profilaxia antibiótica pode ser administrada no pré-operatório ou no pós-operatório .[2]

As infecções dos canais radiculares são infecções polimicrobianas caracterizadas por bactérias maioritariamente anaeróbias e algumas bactérias facultativas que são normalmente susceptíveis a um número limitado de antibióticos .[3]

Os antibióticos devem ser utilizados em doses elevadas e por períodos tão curtos quanto a situação clínica o permita. Também está indicada uma dose de carga superior à dose de manutenção para as infecções orofaciais agudas .[4]

A utilização inadequada de antibióticos resultou numa situação de crise devido ao facto de as mutações bacterianas desenvolverem estirpes resistentes que conduzem à resistência aos antibióticos[5] . Assim, os antibióticos devem ser utilizados o menos possível para evitar o desenvolvimento de resistência aos antibióticos. Mesmo na profilaxia, a utilização de antibióticos foi limitada com a revisão das diretrizes da Associação Americana de Endodontistas[6] (AAE).

Os antibióticos não são uma alternativa, mas apenas um complemento à intervenção dentária, pelo que devem ser utilizados de forma judiciosa e selectiva .[2]

Capítulo 2. ANTIBIÓTICOS[7,8]

Os antibióticos são substâncias químicas produzidas por microrganismos que, em soluções diluídas, têm a capacidade de inibir o crescimento de bactérias ou de destruir bactérias e outros microrganismos.

A palavra **"antibiótico" provém** do grego antigo: αντί - *anti,* "contra", e βίος - *bios,* "vida")

Trata-se de substâncias produzidas por microrganismos, que suprimem seletivamente o crescimento ou matam outros microrganismos em concentrações muito baixas. Esta definição exclui outras substâncias naturais que também inibem os microrganismos mas que são produzidas por formas superiores (por exemplo, anticorpos) ou mesmo as produzidas por micróbios mas que são necessárias em concentrações elevadas (etanol, ácido lático, H_2O_2).

HISTÓRIA

Originalmente conhecidos como antiobiose, foram descritos pela primeira vez em 1877 em bactérias, quando *Louis Pasteur* e *Robert Koch* observaram que um bacilo transportado pelo ar podia inibir o crescimento do *Bacillus anthracis.* Só em 1942, *Selman Waksman,* um microbiologista americano, lhes deu o nome de antibióticos.

O **Prontosil**, o primeiro antibiótico antibacteriano disponível no mercado, foi desenvolvido na Alemanha.

A descoberta acidental e o isolamento da penicilina por Fleming, em setembro de 1928, marcam o início dos antibióticos modernos.

Antes disso, a maioria das mortes em tempo de guerra devia-se a infecções bacterianas das feridas, e não às próprias feridas.

W.D. Miller (1890), o pai da microbiologia oral, foi o primeiro investigador a associar a presença de bactérias à doença pulpar.

CLASSIFICAÇÃO DOS ANTIBIÓTICOS

Os medicamentos antimicrobianos podem ser classificados de várias formas, de acordo com

I. Estrutura química

II. Mecanismo de ação

III. Tipo de organismos contra os quais é principalmente ativo

IV. Espectro de atividade

V. Tipo de ação

VI. Fonte de obtenção dos antibióticos

I. ESTRUTURA QUÍMICA

1. **Sulfonamidas e medicamentos afins:** Sulfadiazina e outros, Sulfonas - Dapsona (DDS), Ácido paraaminossalicílico (PAS)
2. **Diaminopirimidinas:** Trimetoprim, Pirimetamina
3. **Quinolonas:** Ácido nalidíxico, Norfloxacina, Ciprofloxacina
4. **Antibióticos ß-lactâmicos:** Penicilinas, Cefalosporinas, Monobactâmicos, Carbapenemes

5. **Tetraciclinas:** Oxitetraciclina, Doxiciclina

6. **Derivado do nitrobenzeno:** Cloranfenicol

7. **Aminoglicosídeos:** Estreptomicina, Gentamicina, Neomicina

8. **Antibióticos macrólidos:** Eritromicina, Claritromicina, Azitromicina

9. **Antibióticos lincosamida:** Lincomicina, Clindamicina

10. **Antibióticos polipeptídicos**: Polimixina-B, Colistina, Bacitracina, Tirotricina

11. **Glicopeptídeos:** Vancomicina, Teicoplanina

12. **Oxazolidinona:** Linezolida

13. **Derivados do nitrofurano:** Nitrofurantoína, Furazolidona

14. **Nitroimidazóis:** Metronidazol, Tinidazol

15. **Derivados do ácido nicotínico:** Isoniazida, Pirazinamida, Etionamida

16. **Antibióticos poliénicos**: Nistatina, Anfotericina-B, Hamicina

17. **Derivados azólicos**: Miconazol, Clotrimazol, Cetoconazol, Fluconazol

18. **Outros:** Rifampina, espectinomicina, fusidato de sódio, cicloserina, viomicina, etambutol, tiacetazona, clofazimina, griseofulvina

II. MECANISMO DE ACÇÃO

1. **Inibem a síntese da parede celular:** Penicilinas, Cefalosporinas, Cicloserina, Vancomicina, Bacitracina

2. **Provocam fugas das membranas celulares:** Polipéptidos - Polimixinas, Colistina, Bacitracina. Polienos - Anfotericina B, Nistatina, Hamicina

3. **Inibem a síntese proteica:** Tetraciclinas, Cloranfenicol, Eritromicina, Clindamicina, Linezolida

4. **Causam erros de leitura do código do ARNm e afectam a permeabilidade:** Aminoglicosídeos - Estreptomicina, Gentamicina

5. **Inibem a DNA girase**: Fluoroquinolonas - Ciprofloxacina

6. **Interferem com a função do ADN:** Rifampina, Metronidazol

7. **Interferem na síntese de ADN:** Aciclovir, Zidovudina

8. **Interfere com o metabolismo intermediário**: Sulfonamidas, Sulfonas, PAS, Trimetoprim, Pirimetamina, Etambutol

III. TIPO DE ORGANISMOS CONTRA OS QUAIS É PRINCIPALMENTE ACTIVO

1. **Antibacterianos**: Penicilinas, Aminoglicosídeos, Eritromicina,

2. **Antifúngicos**: Griseofulvina, Anfotericina B, Cetoconazol,

3. **Antivirais:** Aciclovir, Amantadina, Zidovudina,

4. **Antiprotozoários**: Cloroquina, Pirimetamina, Metronidazol, Diloxanida

5. **Anti-helmínticos**: Mebendazol, Pirantel, Niclosamida, Dietilcarbamazina

IV. ESPECTRO DE ACTIVIDADE

1. **Espectro estreito:** Penicilina G, Estreptomicina, Eritromicina

2. **Amplo espetro:** Tetraciclinas, cloranfenicol

A distinção inicial entre antibióticos de espetro estreito e de espetro alargado já não é clara. Atualmente, estão disponíveis medicamentos com todas as gamas de espetro intermédio, por exemplo, penicilinas de espetro alargado, cefalosporinas mais recentes, aminoglicosídeos e fluoroquinolonas. No entanto, continuam a aplicar-se os termos "espetro estreito" e "espetro alargado".

V. TIPO DE ACÇÃO

1. **Principalmente bacteriostáticos:** Sulfonamidas, Eritromicina, Tetraciclinas, Etambutol, Cloranfenicol, Clindamicina, Linezolida.

2. **Principalmente bactericidas:** Penicilinas, Cefalosporinas, Aminoglicosídeos, Vancomicina, Polipéptidos, Ciprofloxacina, Rifampina, Metronidazol, Cotrimoxazol.

Alguns fármacos primariamente estáticos podem tornar-se cidais em concentrações mais elevadas (como as atingidas no trato urinário), por exemplo, sulfonamidas, eritromicina, nitrofurantoína. Por outro lado, alguns fármacos cidais, por exemplo, o cotrimoxazol e a estreptomicina, só podem ser estáticos em determinadas circunstâncias.

VI. FONTE DE ANTIBIÓTICOS

1. **Fungos**: Penicilina, Griseofulvina, Cefalosporina

2. **Bactérias**: Polimixina B, Tirotricina, Colistina, Aztreonam, Bacitracina.

3. **Actinomicetos:** Aminoglicosídeos, Macrólidos, Tetraciclinas, Polienos, Cloranfenicol.

QUINOLONES

Antimicrobianos sintéticos com uma estrutura de quinolona, activos principalmente contra bactérias gram-negativas, embora os compostos fluorados mais recentes também inibam as gram-positivas.

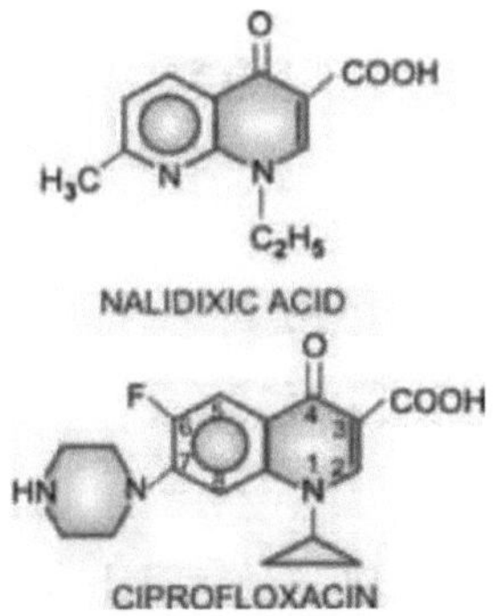

NALIDIXIC ACID

CIPROFLOXACIN

O primeiro membro, *o ácido nalidíxico*, introduzido em meados da década de 1960, tinha uma utilidade limitada às infecções urinárias e do trato gastrointestinal devido à sua baixa potência, níveis sanguíneos e tecidulares modestos, espetro restrito e elevada frequência de resistência bacteriana. No início da década de 1980, a fluoração da estrutura da quinolona na posição 6 e a introdução de uma substituição piperazina na posição 7 permitiram obter derivados *denominados fluoroquinolonas* com elevada potência, espetro alargado, desenvolvimento lento de resistência, melhor penetração nos tecidos e boa tolerabilidade.

FLUOROQUINOLONAS

Trata-se de antimicrobianos do grupo das quinolonas com uma ou mais substituições de flúor. **A "primeira geração" de** fluoroquinolonas (FQ), introduzida na década de 1980, tem uma substituição de flúor. Por exemplo Norfloxacina, Ofloxacina, Ciprofloxacina, Pefloxacina.

Na década de 1990, foram desenvolvidos compostos com substituições adicionais de flúor e outras - alargando ainda mais a atividade antimicrobiana a cocos gram-positivos e anaeróbios, e/ou conferindo estabilidade metabólica (t½ mais longo). Estas são referidas como FQ **de "segunda geração"**: Lomefloxacina, Levofloxacina, Sparfloxacina, Gatifloxacina, Moxifloxacina.

Os membros mais recentes, designados por FQ **de "terceira geração"**, continuam a ter uma atividade reforçada e um espetro que abrange também a maioria dos agentes patogénicos respiratórios gram positivos. Por exemplo Gemifloxacina, Prulifloxacina

A utilização de fluoroquinolonas em medicina dentária está limitada aos casos em que a cultura e os testes de sensibilidade comprovam a sua indicação .[9]

CIPROFLOXACINA

Os FQ de primeira geração mais potentes são activos contra uma vasta gama de bactérias, sendo as mais susceptíveis os bacilos gram-negativos aeróbicos, especialmente as Enterobacteriaceae e *Neisseria.*

Organismos altamente susceptíveis

E. coli

K. pneumoniae

Enterobacter

Salmonella typhi

Neisseria gonorrhoeae

Moderadamente suscetível

Pseudomonas aeruginosa

Legionela

Staph. Aureus

Brucella Listeria

Staph. epidermidis

Bacillus anthracis

Os organismos que demonstraram uma suscetibilidade baixa/variável são:

Strep. pyogenes,
Strep. faecalis,
Strep. pneumoniae,

Mycoplasma,

Clamídia,

Mycobact. kansasii,

Mycobact. avium.

Bactérias resistentes:

Bacteroides fragilis, Clostridia, cocos anaeróbios.

A maioria dos agentes patogénicos orais não é coberta pela ciprofloxacina (e outras FQs).

Farmacocinética: A ciprofloxacina é rapidamente absorvida por via oral, mas os alimentos atrasam a absorção e ocorre metabolismo de primeira passagem.

Tem uma elevada penetrabilidade nos tecidos: a concentração no pulmão, na expetoração, no músculo, na próstata óssea e nos fagócitos excede a do plasma, mas os níveis no LCR e no aquoso são inferiores.

Excretada principalmente na urina, tanto por filtração glomerular como por secreção tubular. As concentrações urinárias e biliares são 10-50 vezes superiores às do plasma.

Efeitos adversos:

A ciprofloxacina tem um bom historial de segurança: os efeitos secundários ocorrem em ~10% dos doentes, mas são geralmente ligeiros; a retirada só é necessária em 1,5%.

- Gastrointestinal: náuseas, vómitos, mau gosto, anorexia. A diarreia é pouco frequente.
- SNC: tonturas, dores de cabeça, inquietação, ansiedade, insónia, dificuldade de concentração, tremores. As convulsões são raras e ocorrem apenas com doses elevadas.
- Pele/hipersensibilidade: erupção cutânea, prurido, fotossensibilidade, urticária, inchaço dos lábios.
- Tendinite e rutura do tendão em alguns casos.

Preparações: CIFRAN, CIPLOX, CIPROBID, QUINTOR, CIPROLET 250, 500, 750 mg comprimidos, 200 mg/100 ml infusão i.v., 3 mg/ml colírio.

Utilizações:

- Eficaz numa vasta gama de infecções.
- A única indicação específica é a infeção causada por *Pseudomonas* susceptíveis, que é rara na prática dentária.
- A ciprofloxacina é um medicamento muito popular para muitas infecções sistémicas, nomeadamente infecções do trato urinário, infecções da pele e dos tecidos moles, etc.
- Em combinação com outros antibióticos, a ciprofloxacina tem sido utilizada para infecções graves, como septicemias gramnegativas e meningite.
- É um componente frequente da quimioterapia combinada para a tuberculose multirresistente.

NITROIMIDAZÓIS

METRONIDAZOL

Introduzido em 1959, é um medicamento antiprotozoário de largo espetro contra *Entamoeba histolytica* e *Giardia lamblia.*

Muitas bactérias anaeróbias, como *Bact. fragilis, Bact. melaninogenicus, Fusobacterium, Clostridium perfringens, Cl. difficile, Peptococcus, Peptostreptococcus, Prevotella, Veillonella, Campylobacter, Helicobacter pylori* e espiroquetas são susceptíveis ao metronidazol.

Não afecta as bactérias aeróbias.

A resistência clinicamente significativa não se desenvolveu entre *a E. histolytica,* mas foi observada uma diminuição da capacidade de resposta da *T. vaginalis* em algumas áreas.

Farmacocinética:

- O metronidazol é quase completamente absorvido pelo intestino delgado: pouco medicamento não absorvido chega ao cólon.
- Está amplamente distribuído no organismo, atingindo uma concentração terapêutica na secreção vaginal, no sémen, na saliva e no LCR.
- É metabolizado no fígado principalmente por oxidação e conjugação de glucuronídeos, e excretado na urina.
- *O t½* de plasma Ø de 8 horas

Efeitos secundários: Os efeitos secundários do metronidazol são relativamente frequentes e desagradáveis, mas na sua maioria não são graves.

- Anorexia, náuseas, sabor amargo ou metálico e cólicas abdominais são os sintomas mais comuns. Ocasionalmente, as fezes ficam soltas.
- Os efeitos secundários menos frequentes são: dor de cabeça, glossite, secura da boca, tonturas, erupções cutâneas e neutropenia transitória.
- A administração prolongada pode causar neuropatia periférica e efeitos no SNC. Foram registadas convulsões na sequência de doses muito elevadas. Na injeção i.v., ocorre tromboflebite da veia injectada se a solução não for bem diluída.

O metronidazol está contraindicado em doenças neurológicas, discrasias sanguíneas, primeiro trimestre de gravidez e alcoolismo crónico.

Interações: Alguns doentes que tomam metronidazol apresentam uma intolerância ao álcool semelhante à do dissulfiram.

Preparações: FLAGYL, METROGYL, METRON, ARISTOGYL ALDEZOLE 200, 400 mg comprimidos, 200 mg/5 ml susp. (como benzoil metronidazol: insípido); 500 mg/100 ml infusão i.v.; UNIMEZOL 200, 400 mg comprimidos, 200 mg/5 ml susp

Utilizações:

- O metronidazol é frequentemente utilizado em combinação com um antibiótico, normalmente a amoxicilina, em infecções dentárias graves .[9]
- O metronidazol numa dose de 200-400 mg TDS (15-30 mg/kg/dia) é amplamente utilizado para tratar infecções orodentárias.
- Alguns anaeróbios orais não inibidos pelo pemcillm/amoxicillm são susceptíveis ao metronidazol.
- É o fármaco de eleição para a ANUG, na qual é frequentemente combinado com penicilina V, amoxicilina,

eritromicina ou tetraciclina.

- A periodontite, a pericoronite, as infecções apicais agudas e algumas infecções endodônticas também respondem bem ao metronidazol
- A utilização clínica mais importante do metronidazol é o tratamento de infecções por protozoários.
- É o medicamento de eleição para todas as formas de infeção amebiana.

TETRACICLINAS

Classe de antibióticos com um núcleo de quatro anéis cíclicos.

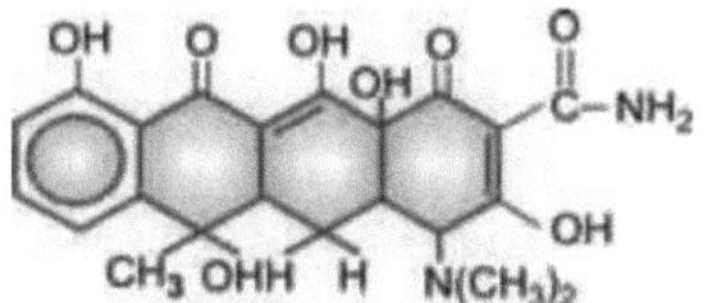

		Tetraciclina (T) *Oxitetraciclina (OxyT)*	*Demeclociclina* *(Deme)*	*Doxiciclina (Doxy)* *Minociclina (Mino)*
1.	Fonte	Oxy T: *S.rimosus.* T: semissintético	*S.aureofaciens* *(mutante)*	Doxy: semissintético Mino: semissintético
2.	Potência	Baixa	Intermediário	Elevada (Doxy < Mino)
3.	Absorção intestinal	T: moderado Oxy T: moderado	Moderado	Completo, Sem interferência de alimentos
4.	Ligação às proteínas plasmáticas	OxyT: baixo T:Intermédio	Elevado	Elevado
5.	Eliminação	T : Excreção renal rápida OxyT: Excreção renal rápida	Metabolismo parcial, excreção renal mais lenta	Doxy: Principalmente excretada nas fezes como conjugado Mino: Principalmente metabolizado, excretado na urina e na bílis
6.	Dosagem	250-500 mg QID ou TDS	300 mg BD	200 mg inicialmente, depois 100-200 mg OD
7.	Alteração da flora intestinal	Marcado	Moderado	Menos
8.	Incidência de diarreia	Elevado	Intermediário	Baixa
9.	Fototoxicidade	Baixa	Mais alto	Doxy: Alta
10.	Toxicidade específica	OxyT: menos descoloração dos dentes	Deme: mais fototóxica, diabetes insípida	Doxy: baixa toxicidade renal. Descoloração Mino:

				Toxicidade vestibular, superinfecções menores

Espectro antimicrobiano:

Quando foram inicialmente introduzidas, as tetraciclinas inibiam praticamente todos os tipos de microrganismos patogénicos, exceto fungos e vírus; daí a designação "antibiótico de largo espetro".

1. Cocos: Todos os cocos gram-positivos e gram-negativos eram originalmente sensíveis, mas atualmente muitos *Strep. pyogenes, Staph. aureus* e enterococos tornaram-se resistentes.

2. A maioria dos bacilos gram-positivos, por exemplo, *Clostridia* e outros anaeróbios, *Listeria, Corynebacteria, Propionibacterium acnes, B. anthracis* são inibidos, mas não *as micobactérias.*

3. Os bacilos gram-negativos sensíveis são: H. *ducreyi, Calymmatobacterium granulomatis, V. cholerae, Yersinia pestis, Y. enterocolitica, Campylobacter, Helicobacter pylori, Brucella, Pasteurella multocida, F. tularensis* e muitos anaeróbios; alguns *H. influenzae* tornaram-se insensíveis. As Enterobacteriaceae são atualmente muito resistentes.

4. As espiroquetas, incluindo *T. pallidum* e *Borrelia,* são bastante sensíveis.

5. Todas as rickettsias (tifo, etc.) e as clamídias são muito sensíveis.

6. *O Mycoplasma* e o *Actinomyces* são moderadamente sensíveis.

7. *A Entamoeba histolytica* e os *Plasmodia* são inibidos em concentrações elevadas.

8. As tetraciclinas encontraram recentemente um lugar no combate à infeção periodontal e devem ser incluídas no armamentário do endodontista, uma vez que os agentes patogénicos periodontais invadem frequentemente o canal radicular e os tecidos periapicais .[9]

ANTIBIÓTICOS MACRÓLIDOS

Trata-se de antibióticos com um anel de lactona macrocíclica com açúcares ligados. *A eritromicina* tem sido utilizada desde os anos 50, *a roxitromicina, a claritromicina* e *a azitromicina* são as adições mais recentes.

Existem alguns relatos de casos de fraqueza muscular grave em doentes que tomam lovastatina (Mevacor) para reduzir o colesterol e que receberam um macrólido. Embora esta relação não esteja claramente definida, seria sensato selecionar outro antibiótico quando o doente está a tomar este tipo de medicamento para reduzir o colesterol .[9]

ERYTHROMYCIN

Isolado do *Streptomyces erythreus* em 1952, principalmente como alternativa à penicilina. Frequentemente prescrito em medicina dentária.

Espectro antimicrobiano:

É estreita, inclui maioritariamente organismos gram-positivos e alguns gram-negativos, e sobrepõe-se consideravelmente à da penicilina G.

A eritromicina é altamente ativa contra *Str. pyogenes* e *Str. pneumoniae, N. gonorrhoeae, Clostridia, C. diphtheriae, Listeria.*

A maioria dos *estafilococos* e *estreptococos* resistentes à penicilina eram inicialmente sensíveis, mas agora tornaram-se também resistentes à eritromicina.

Os anaeróbios orais, *H. influenzae, H. ducreyi, B. pertussis, Chlamydia trachomatis, Str. viridans, N. meningitidis* e *Rickettsiae* são moderadamente sensíveis.

Farmacocinética:

- A eritromicina base é lábil ao ácido. Para a proteger do ácido gástrico, é administrada sob a forma de comprimidos com revestimento entérico, a partir dos quais a absorção é incompleta e os alimentos retardam a absorção ao retardar o esvaziamento gástrico.

- A eritromicina é amplamente distribuída no organismo, entra em abcessos, atravessa as membranas serosas e a placenta, mas não a barreira hemato-encefálica.

- Está ligado a 70-80% das proteínas plasmáticas, é parcialmente metabolizado e excretado principalmente na bílis na forma ativa.

- A excreção renal é mínima; a dose não precisa de ser alterada na insuficiência renal.

- O t½ plasmÆtico Ø de 1,5 horas, mas a eritromicina persiste mais tempo nos tecidos.

Dose: 250-500 mg de 6 em 6 horas (máx. 4 g/dia), crianças 30-60 mg/kg/dia.

Preparações:

1. Eritromicina (base): **ERYSAFE 250, mg tabs, EROMED 333 mg tab, 125 mg/5 ml susp.**

2. Estearato de eritromicina: os níveis sanguíneos produzidos são semelhantes aos da eritromicina base. **ERYTHROCIN 250, 500 mg tab, 100 mg/5 ml susp., 100 mg/ml ped. gotas. ETROCIN, ERYSTER 250 mg tab, 100 mg/5 ml syr seco, EMTHRO 250 mg tab, 125 mg/5 ml susp.**

3. Estolato de eritromicina (lauril sulfato): é relativamente estável em termos de ácido e mais bem absorvido após administração oral. No entanto, a concentração de fármaco livre e ativo no plasma pode ser a mesma que após a administração de eritromicina base. Alguns organismos hidrolisam-na para libertar a forma livre intracelularmente e são mais susceptíveis a ela. **ALTHROCIN 250, 500 mg comprimidos, 125 mg comprimidos para crianças, 125 mg/5 ml e 250 mg/5 ml xarope seco, 100 mg/ml ped. Gotas E-MYCIN 100, 250 mg comprimidos, 100 mg/5 ml xarope seco; ERYC-S 250 mg comprimidos, 125 mg/5 ml xarope seco.**

4. Etilsuccinato de eritromicina: bem absorvido por via oral; **ERYNATE 100 mg/5 ml xarope seco, ERYTHROCIN 100 mg/ml gotas, 125 mg/5 ml xarope.**

Efeitos adversos:

A base de eritromicina é um medicamento extremamente seguro, mas ocorrem efeitos secundários.

- Gastrointestinal Muitos doentes, em especial crianças, sentem dores epigástricas ligeiras a graves durante a terapêutica oral. A diarreia é ocasional.

- A eritromicina estimula os receptores de motilina no TGI, induzindo assim contracções gástricas, acelerando o esvaziamento gástrico e promovendo a motilidade intestinal.

- Doses muito elevadas de eritromicina provocam uma deficiência auditiva reversível.
- Hipersensibilidade, erupções cutâneas e febre são pouco frequentes.

MACRÓLIDOS MAIS RECENTES

Numa tentativa de ultrapassar as limitações da eritromicina, como o seu espetro estreito, a intolerância gástrica, a labilidade do ácido gástrico, a baixa biodisponibilidade oral, a penetração moderada nos tecidos e a semi-vida curta, foram produzidos vários macrólidos semi-sintéticos, dos quais se encontram disponíveis a roxitromicina, a claritromicina e a azitromicina.

ROXITROMICINA

É um macrólido ácido-estável semissintético de ação prolongada, cujo espetro antimicrobiano se assemelha muito ao da eritromicina.

- As suas caraterísticas desejáveis são uma melhor absorção entérica e penetração nos tecidos, um t½ plasmático médio de 12 horas, o que o torna adequado para uma dose duas vezes por dia, bem como uma melhor tolerabilidade gástrica.
- É uma alternativa à eritromicina nas infecções respiratórias, otorrinolaringológicas, orodentárias, da pele e dos tecidos moles e do trato genital, com uma eficácia semelhante.

Dose: 150-300 mg BD 30 min antes das refeições.

Preparações: ROXID, ROXIBID, RULIDE 150, 300 mg comprimidos, 50 mg comprimidos para crianças, 50 mg /5 ml líquido; ROXEM 50 mg comprimidos para crianças, 150 mg comprimidos.

CLARITROMICINA

O espetro antimicrobiano é semelhante ao da eritromicina; além disso, inclui o complexo *Mycobact. avium* (MAC), outras micobactérias atípicas e *Mycobact. Leprae.*

É mais ativo contra estirpes sensíveis de cocos gram-positivos, muitos anaeróbios orais como *Bact. melaninogenicus, Peptococcus*, bem como *Cl. perfringens* (mas não *Bact. fragilis), Moraxella, Legionella, Mycoplasma pneumoniae* e *Helicobacter pylori.*

Farmacocinética:

- A claritromicina é mais estável em termos de ácido do que a eritromicina e é rapidamente absorvida. A biodisponibilidade oral é de ~50% devido ao metabolismo de primeira passagem; os alimentos atrasam a absorção.
- Tem uma distribuição tecidular ligeiramente superior à da eritromicina e é metabolizada por cinética de saturação.
- A semi-vida é prolongada de 3-6 horas em doses mais baixas para 6-9 horas em doses mais elevadas.

Utilizações:

A claritromicina está indicada nas infecções do trato respiratório superior e inferior, infecções orodentárias, sinusite, otite média, pneumonia atípica, infecções da pele e das estruturas cutâneas devidas principalmente a *Strep. pyogenes* e alguns *Staph. aureus.*

É um medicamento de primeira linha em regimes combinados para a infeção por MAC em doentes com SIDA e um medicamento de segunda linha para outras doenças micobacterianas atípicas, bem como para a lepra.

Dose: 250 mg BD durante 7 dias; casos graves 500 mg BD até 14 dias.

Preparações: CLARIBID 250, 500 mg comprimidos, 250 mg/5 ml de solução seca; CLARIMAC 250, 500 mg comprimidos; SYNCLAR 250 mg comprimidos, 125 mg/5 ml de solução seca.

Efeitos secundários:

- Os efeitos secundários da claritromicina são semelhantes aos da eritromicina, mas a tolerância gástrica é melhor.
- Doses elevadas podem causar perda de audição reversível.
- Foram registados poucos casos de enterocolite pseudomembranosa, disfunção hepática ou rabdomiólise.
- A sua segurança durante a gravidez e o aleitamento não é conhecida.
- O potencial de interação medicamentosa é também semelhante ao da eritromicina.

AZITROMICINA

Espectro antibacteriano:

É mais ativo do que outros macrólidos contra o *H. influenzae* e certos anaeróbios como *o Peptostreptococcus,* alguns *Clostridia,* mas menos ativo contra cocos gram-positivos.

Exerce uma elevada atividade sobre os agentes patogénicos respiratórios - *Mycoplasma, Chlamydia pneumoniae, Legionella, Moraxella* e sobre outros como *Campylobacter, Ch. trachomatis, N. gonorrhoeae.* No entanto, não é ativo contra bactérias resistentes à eritromicina.

Os Staph. aureus produtores de penicilinase são inibidos, mas não os resistentes à meticilina. Observa-se uma boa atividade contra a MAC.

Farmacocinética:

As propriedades farmacocinéticas notáveis são a estabilidade ácida, a rápida absorção oral, a distribuição tecidular marcada e a penetração intracelular.

No entanto, a absorção é diminuída pelos alimentos. A concentração na maioria dos tecidos excede a concentração no plasma.

A libertação lenta dos locais intracelulares contribui para o seu longo *t½* terminal de >50 horas.

É largamente excretada inalterada na bílis, a excreção renal é < 10%.

Utilizações:

- A azitromicina pode ser utilizada em infecções orodentárias em vez da eritromicina, particularmente em doentes que não toleram esta última.
- Tem melhor atividade contra espiroquetas orais e anaeróbios gram-negativos que causam infecções dentárias.
- A azitromicina é uma alternativa para a profilaxia da infeção de feridas pós-cirurgia dentária/endocardite em doentes predispostos.
- Devido à sua maior eficácia, melhor tolerância gástrica e posologia conveniente de uma vez por dia, a azitromicina é atualmente preferida à eritromicina como medicamento de primeira escolha para infecções como

(a) Pneumonia *do legionário.*

(b) Faringite, amigdalite, sinusite, otite média, pneumonias, exacerbações agudas de bronquite crónica, infecções estreptocócicas e algumas infecções estafilocócicas da pele e dos tecidos moles e gonorreia.

(c) Em combinação com pelo menos um outro medicamento, é eficaz na profilaxia e no tratamento da MAC em doentes com SIDA.

Dose: 500 mg uma vez por dia 1 hora antes ou 2 horas depois da refeição (crianças com mais de 6 meses 10 mg/kg) durante 3 dias é suficiente para a maioria das infecções.

Preparações: AZITHRAL 250, 500 mg cap e 250 mg por 5 ml de solução seca; AZIWOK 250 mg cap, 100 mg kid tab, 100 mg/5 ml e 200 mg/5 ml susp. AZIWIN 100, 250, 500 mg tab, 200 mg/5 ml liq. Também AZITHRAL 500 mg inj.

Efeitos secundários:

Perturbações gástricas ligeiras, dores abdominais (menos do que a eritromicina), dores de cabeça e tonturas.

A interação com teofilina, carbamazepina, varfarina, terfenadina e cisaprida não é provável, mas não pode ser totalmente excluída.

CLINDAMICINA

Antibiótico lincosamida semelhante, em termos de mecanismo de ação (inibe a síntese proteica através da ligação ao ribossoma 50S) e de espetro de atividade, à eritromicina, com a qual apresenta uma resistência cruzada parcial.

Espectro antibacteriano:

Inibe a maioria dos cocos gram-positivos (incluindo *estafilococos* produtores de penicilinase, mas não MRSA), *C. diphtheriae, Nocardia, Actinomyces, Toxoplasma,* mas a caraterística distintiva é a sua elevada atividade contra uma variedade de anaeróbios, especialmente *Bact. fragilis.* Os bacilos aeróbios gram-negativos, espiroquetas, *Chlamydia, Mycoplasma* e *Rickettsia* não são afectados.

Efeitos secundários: Erupções cutâneas, urticária, dor abdominal, diarreia e enterocolite pseudomembranosa devido à superinfeção *por Clostridium difficile*, que é potencialmente fatal. O medicamento deve ser imediatamente interrompido e deve ser administrado metronidazol (em alternativa, vancomicina) para o tratar. A aplicação local do medicamento pode ser vantajosa para minimizar os efeitos secundários sistémicos .[10]

Utilizações:

- Nas infecções dentárias, a clindamicina é frequentemente utilizada como medicamento de reserva para as infecções causadas por bactérias anaeróbias em doentes a quem não pode ser administrada uma penicilina ou um macrólido ou para os casos que não respondem a estes antibióticos.

- Abcessos dentoalveolares: Devido à sua boa penetração no osso, a clindamicina é particularmente adequada e outras infecções ósseas causadas por *estafilococos* ou *bacteroides.*

- É um antibiótico alternativo para a profilaxia da endocardite devida a bacteriemia pós-extração em doentes com válvulas cardíacas danificadas ou outros factores de risco.

Dose: 150-300 mg QID oral; 200-600 mg i.v. de 8 em 8 horas

Preparações: DALCAP 150 mg cap.; CLINCIN 150, 300 mg cap.; DALCIN, 150, 300 mg cap., 300 mg/2 ml e 600 mg/4ml inj.

Nota: A clindamicina demonstrou ser comparável ao hidróxido de cálcio na eliminação de bactérias dos canais radiculares, e também não ser eficaz contra enterococos (80). Recentemente, as fibras de etileno vinil acetato impregnadas com clindamicina foram investigadas *in vitro* e revelaram-se eficazes contra outros agentes patogénicos endodônticos comuns[10]

VANCOMICINA

Antibiótico glicopeptídeo descoberto em 1956 como substituto da penicilina.

Espectro antibacteriano:

Assumiu especial importância devido à sua eficácia contra MRSA, *Strep. viridans, Enterococcus* e *Cl. difficile.*

É bactericida para cocos gram-positivos, *Neisseria, Clostridia*, anaeróbios da cavidade oral e difteróides.

No entanto, em hospitais onde tem sido amplamente utilizada para profilaxia cirúrgica, etc., surgiram *Staph. aureus* resistente à vancomicina *(VRSA), Enterococcus faecium* e *E. faecalis.*

Farmacocinética:

- A vancomicina não é absorvida por via oral.
- Após administração i.v., distribui-se amplamente, penetra nas cavidades serosas, nas meninges inflamadas.
- Excretado principalmente inalterado por filtração glomerular
- t½ de 6 horas.

Toxicidade:

- A toxicidade sistémica da vancomicina é elevada.
- Pode causar surdez nervosa dependente da concentração plasmática, que pode ser permanente.
- Os danos nos rins também estão relacionados com a dose.
- Outros fármacos oto e nefrotóxicos, como os aminoglicosídeos, devem ser administrados com muito cuidado quando a vancomicina está a ser utilizada.
- A alergia cutânea e a queda da PA durante a injeção i.v. devido à libertação de histamina são os outros problemas.
- A injeção i.v. rápida causou arrepios, febre, urticária e rubor intenso - a chamada "síndrome do homem vermelho".

Utilizações: Administrado por via oral (125-500 mg de 6 em 6 horas), é o medicamento de segunda escolha em relação ao metronidazol para a enterocolite pseudomembranosa associada a antibióticos causada por *C. difficile.*

A utilização da vancomicina em infecções dentárias é altamente limitada aos poucos casos que não respondem a outros antibióticos mais seguros e que são hipersensíveis à penicilina. Em doentes alérgicos à penicilina, a infusão i.v. de 1 g (20 mg/kg) de vancomicina é uma alternativa à amoxicilina para combinação com gentamicina na profilaxia da endocardite em doentes de alto risco submetidos a cirurgia dentária.

Preparações: VANCOCIN-CP 150 mg tab, 500 mg/vial inj; VANCOGEN, VANCORID-CP 500 mg/vial inj; VANCOLED 0,5, 1,0 g inj.

BACITRACINA

É um dos primeiros antibióticos descobertos a partir de uma estirpe de *Bacillus subtilis.* Ao contrário da polimixina, é ativa principalmente contra organismos gram-positivos (tanto cocos como bacilos). *A Neisseria, o H. influenzae* e algumas outras bactérias gram-negativas também são afectadas.

Farmacocinética:

- Actua inibindo a síntese da parede celular numa fase anterior à inibida pela penicilina.
- É bactericida.
- A bacitracina não é absorvida por via oral.
- Não é utilizado por via parentérica devido à sua elevada toxicidade, especialmente para os rins.

Utilizações: A utilização é limitada à aplicação tópica em feridas infectadas, úlceras, em combinação com neomicina, polimixina, etc.

Preparações: Em NEBASULF 250 U/g de pó, pomada para a pele, pomada para os olhos; em NEOSPORIN 400 U/g de pó (1 U = 26 µg).

MEDICAMENTOS ANTIFÚNGICOS

Estes são medicamentos utilizados para infecções fúngicas superficiais e profundas (sistémicas)

CLOTRIMAZOLE

- É eficaz no tratamento tópico de infecções por tinhas, como a micose. É o medicamento mais utilizado no tratamento da candidíase orofaríngea
- No caso da estomatite por dentadura, os doentes são aconselhados a aplicar loção/gel de clotrimazol na superfície de ajuste da dentadura antes de a usarem.
- O clotrimazol tópico pode ser utilizado para tratar a queilite angular, que é frequentemente uma infeção mista por cândida, estreptococos e estafilococos.

- O clotrimazol é bem tolerado pela maioria dos doentes.
- Em alguns casos, ocorre irritação local com sensação de picada e ardor. Não se observa toxicidade sistémica após utilização tópica.

Preparações: SURFAZ, CLODERM 1% loção, creme, pó; 100 mg comprimido vaginal. CANDID 1% creme, gel, loção, pó

CETOCONAZOL (KTZ)

É o primeiro medicamento antifúngico de largo espetro eficaz por via oral, útil na dermatofitose, na candidíase superficial e na micose profunda.

Farmacocinética:

- A absorção oral do KTZ é facilitada pela acidez gástrica
- No sangue, encontra-se em grande parte ligado à albumina e aos glóbulos vermelhos.
- O metabolismo hepático é extenso; os metabolitos são excretados na urina e nas fezes. A eliminação do KTZ é dependente da dose:
- *t½* varia de 1½ a 6 horas.

Dose: A dose habitual é de 200 mg OD ou BD.

Preparações: FUNGICIDA, NIZRAL, FUNAZOL, KETOVATE 200 mg tab. FUNGINOC, NIZRAL 2% pomada, 2% champô (para a caspa), KETOVATE 2% creme.

Efeitos adversos:

- Os efeitos secundários mais frequentes são náuseas e vómitos, que podem ser reduzidos se o medicamento for administrado às refeições.
- Perda de apetite, dores de cabeça, parestesias, erupções cutâneas e queda de cabelo. O cetoconazol diminui a produção de androgénios pelos testículos e desloca a testosterona dos locais de ligação às proteínas.
- As manifestações podem ser ginecomastia, perda de cabelo e de libido e oligozoospermia.
- Em algumas mulheres, ocorrem irregularidades menstruais devido à supressão da síntese de estradiol.
- A hepatotoxicidade é pouco frequente

Utilizações:

O cetoconazol é raramente utilizado na prática dentária.

Tem sido utilizado topicamente para a tinea e outras formas de micose dérmica.

FLUCONAZOL

Trata-se de um triazol solúvel em água com uma gama de atividade mais ampla do que o KTZ.

Indicações:

Meningite criptocócica, candidíase sistémica e das mucosas, tanto em doentes normais como imunocomprometidos, meningite coccidioide e histoplasmose.

Farmacocinética:

- O fluconazol é absorvido a 94%.
- A biodisponibilidade oral não é afetada pelos alimentos ou pelo pH gástrico.
- É principalmente excretado inalterado na urina.
- t½ de 25-30 horas.

Efeitos secundários: O fluconazol produz poucos efeitos secundários: sobretudo náuseas, vómitos, dores abdominais, erupções cutâneas e dores de cabeça. Não é recomendado em mulheres grávidas e lactantes.

Utilizações:

- O fluconazol pode ser administrado por via oral ou i.v. (em infecções graves). O fluconazol oral 150 mg/dia durante 2 semanas é altamente eficaz nas infecções *por Candida* da boca.

- A maioria das infecções por tinhas e candidíase cutânea pode ser tratada com 150 mg por semana durante 4 semanas.
- Para candidíase disseminada, meningite criptocócica/ coccidioide e outras infecções fúngicas sistémicas, a dose é de 200-400 mg/dia durante 4-12 semanas ou mais.

Preparações: SYSCAN, ZOCON, FORCAN, FLUZON 50, 100, 150, 200 mg cápsulas, 200 mg/100 ml infusão i.v. SYSCAN 0,3% colírio.

ACICLOVIR

Este medicamento antivírico análogo à desoxiguanosina necessita de uma enzima específica do vírus para ser convertido no metabolito ativo que inibe a síntese do ADN e a replicação viral. O aciclovir é preferencialmente absorvido pelas células infectadas pelo vírus. Devido à geração selectiva do inibidor ativo na célula infetada pelo vírus e ao seu maior efeito inibidor na síntese do ADN viral, o aciclovir tem baixa toxicidade para as células hospedeiras.

Espectro antibacteriano:

O aciclovir é ativo apenas contra o grupo de vírus do herpes; *o H. simplex* tipo I é o mais sensível, seguido do *H. simplex* tipo II > vírus da varicela-zoster = vírus Epstein-Barr, enquanto o citomegalovírus (CMV) praticamente não é afetado. Tanto *o H. simplex* como o vírus *da varicela-zoster* podem desenvolver resistência ao aciclovir durante a terapêutica.

Farmacocinética:

- Apenas cerca de 20% de uma dose oral de aciclovir é absorvida.
- É pouco ligado às proteínas plasmáticas e está amplamente distribuído no organismo.
- O aciclovir é principalmente excretado inalterado na urina.
- *O t½* de plasma Ø de 2-3 horas.

Utilização: O aciclovir é eficaz em doentes com um estado imunitário normal ou deficiente

Efeitos adversos:

Tópica: sensação de ardor e queimadura após cada aplicação.

Oral: O medicamento é bem tolerado; foram registadas dores de cabeça, náuseas, mal-estar e alguns efeitos no SNC.

Intravenosa: erupções cutâneas, sudação, vómitos e queda de tensão

A PA ocorre apenas em alguns doentes. A diminuição da taxa de filtração glomerular dependente da dose é a toxicidade mais importante; ocorre especialmente em doentes com doença renal; normaliza com a descontinuação do medicamento. Manifestações neurológicas reversíveis (tremores, letargia, desorientação, alucinações, convulsões e coma) têm sido atribuídas a doses mais elevadas.

Preparações: ZOVIRAX 200 mg comprimidos, 250 mg/vial para injeção i.v.; CYCLOVIR 200 mg comprimidos, creme para a pele a 5%; HERPEX 200 mg comprimidos, 3% pomada ocular, 5% creme para a pele; OCUVIR 200, 400, 800 mg comprimidos, 3% pomada ocular, ACIVIR-DT 200, 400, 800 mg comprimidos. ACIVIR EYE 3% pomada.

ZIDOVUDINA(AZT)

É um análogo da timidina (azidotimidina, AZT).

Farmacocinética:

- A absorção oral do AZT é rápida, mas a biodisponibilidade é de cerca de 65%.
- É rapidamente eliminado por glucuronidação hepática (t½ 1 hora).
- 15 a 20% do fármaco inalterado, juntamente com o metabolito, são excretados na urina.

Efeitos adversos:

- A toxicidade deve-se principalmente à inibição parcial da ADN polimerase celular. A anemia e a neutropenia são os efeitos adversos mais importantes e relacionados com a dose.
- Náuseas, anorexia, dores abdominais, dores de cabeça, insónia e mialgia são comuns no início da terapêutica, mas diminuem mais tarde.
- A miopatia, a acidose láctica, a hepatomegalia, as convulsões e a encefalopatia são pouco frequentes.

Interações: O paracetamol aumenta a toxicidade do AZT, provavelmente por competir com a glucuronidação. Os antifúngicos azólicos também inibem o metabolismo do AZT. A estavudina e a zidovudina apresentam um antagonismo mútuo ao competirem pela mesma via de ativação.

Utilização: A zidovudina é utilizada em doentes infectados pelo VIH apenas em combinação com pelo menos 2 outros medicamentos ARV. O título de ARN do VIH é reduzido para níveis indetectáveis e a contagem de CD4 aumenta progressivamente. O estado imunitário melhora e as infecções oportunistas tornam-se menos frequentes. Há uma sensação de bem-estar e os doentes ganham peso.

ANTIBIÓTICOS BETA-LACTÂMICOS

Trata-se de antibióticos com um anel β-lactâmico.

Os dois principais grupos são

1. Penicilinas e
2. Cefalosporinas.

Estes são os antibióticos mais utilizados em medicina dentária. Os monobactâmicos e os carbapenemes são as novas adições.

PENICILINAS

A penicilina foi o primeiro antibiótico a ser utilizado clinicamente em 1941. Foi originalmente obtida a partir do fungo *Pénicillium notatum,* mas a fonte atual é um mutante de alto rendimento de *P. Chrysogenum* O núcleo da penicilina consiste em anéis fundidos de tiazolidina e β-lactama aos quais estão ligadas cadeias laterais através de uma ligação amida

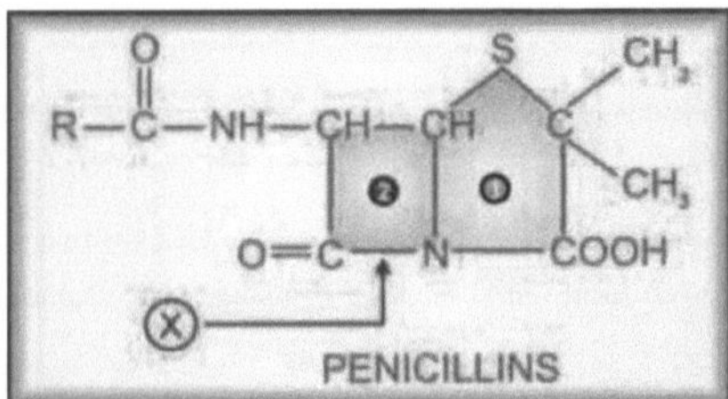

A penicilina G (PnG), com uma cadeia lateral de benzilo (em R), é a penicilina original utilizada clinicamente.

Unidade 1 U de penicilina sod. benzil cristalina = 0,6 ng da preparação padrão. Assim, 1 g = 1,6 milhões de unidades ou 1 MU = 0,6g.

PENICILINA-G (PENICILINA BENZÍLICA)

Espectro antibacteriano:

A PnG é um antibiótico de espetro estreito; a sua atividade limita-se principalmente às bactérias gram-positivas e a poucas outras.

Cocos: *Os estreptococos* (exceto *viridans,* grupo D ou enterococos) são altamente sensíveis, tal como muitos pneumococos.

O Staph. aureus, embora originalmente muito sensível, adquiriu uma resistência tal que deve ser excluído do espetro de PnG.

Os cocos Gram-negativos - *Neisseria gonorrhoeae* e *N. meningitidis* são susceptíveis à PnG, embora um número crescente de gonococos tenha desenvolvido um grau de resistência parcial e outros um grau elevado.

Bacilos: Bacilos Gram-positivos - a maioria *B. anthracis, Corynebacterium diphtheriae* e praticamente todos os *Clostridia (tetani* e outros), *Listeria* e espiroquetas (*Treponema pallidum* e outros) são altamente activos, mas *o Bacteroides fragilis* é largamente resistente, embora *o Bact. melaninogenicus* seja suscetível. Os bacilos aeróbios gram-negativos (exceto algumas *E. coli e Proteus), o Mycobacterium tuberculosis,* as rickettsias, as clamídias, os protozoários, os fungos e os vírus são totalmente insensíveis à PnG.

Os anaeróbios envolvidos em infecções orodentárias e que respondem à PnG são fusobactérias, peptostreptococos, *Eubacterium, Campylobacter, Prevotella* e *Porphyromonas. Actinomyces israelii* é apenas moderadamente sensível.

Resistência bacteriana: Muitas bactérias são inerentemente insensíveis à PnG porque nelas as enzimas-alvo e as PBP estão localizadas mais profundamente sob a barreira lipoproteica, onde a PnG é incapaz de penetrar, ou têm baixa afinidade pela PnG. O principal mecanismo de resistência adquirida é a produção de penicilinase.

PENICILINASE

Trata-se de uma β-lactamase de espetro estreito que abre o anel β-lactâmico e inativa a PnG e alguns congéneres estreitamente relacionados. A maioria dos *estafilococos* e algumas estirpes de gonococos, *B. subtilis, E. coli, H. influenzae* e algumas outras bactérias produzem penicilinase. Os produtores de penicilinase gram-positivos elaboram grandes quantidades da enzima que se difunde no ambiente e pode proteger outras bactérias intrinsecamente sensíveis. Nas bactérias gram-negativas, a penicilinase encontra-se em pequena quantidade.

Farmacocinética:

- A penicilina G é ácido-lábil - destruída pelo ácido gástrico. Como tal, menos de 1/3 de uma dose oral é absorvida na forma ativa.
- Uma fração maior é absorvida por bebés e idosos devido à menor acidez gástrica.
- A absorção de sod. PnG a partir do local i.m. é rápida e completa; o nível plasmático máximo é atingido em 30 minutos.
- Distribui-se principalmente a nível extracelular; atinge a maioria dos fluidos corporais, mas a penetração nas cavidades serosas e no LCR é fraca.
- Tem uma excreção renal muito rápida; cerca de 10% por filtração glomerular e o restante por secreção tubular.
- O t½ plasmático da PnG num adulto saudável é de 30 minutos.

Preparações e dosagem:

1. *Sod. penicilina G (penicilina cristalina) injeção".* 0,5-5 MU i.m./i.v. 6-12 horas por dia. Está disponível como pó seco em frascos para injectáveis para ser dissolvido em água esterilizada no momento da injeção. **BENZIL PEN 0,5, 1 MU INJ.**

Injecções de penicilina G de depósito Trata-se de sais insolúveis de PnG que devem ser administrados por injeção i.m. profunda (nunca i.v.). Libertam lentamente a PnG no local da injeção, que tem então o mesmo destino que a PnG solúvel.

2. *Penicilina G procaína inj.* 0,5-1 MU i.m. 12-24 horas como suspensão aquosa. As concentrações plasmáticas atingidas são mais baixas, mas mantêm-se durante 1-2 dias; **PROCAINE PENICILLIN-G 0,5, 1 MU pó seco em frasco para injectáveis.**

3. *Fortified procaine penicillin G inj:* contém 3 lac U de penicilina procaína e 1 lac U de penicilina G sod. para proporcionar níveis sanguíneos rápidos e sustentados. **Frasco para injectáveis de P.P. fortificada 3+1 lac U.**

4. *Penicilina G benzatina* 0,6-2,4 MU i.m. cada 2-4 semanas como suspensão aquosa. Liberta a penicilina de forma extremamente lenta - as concentrações plasmáticas são muito baixas, mas permanecem eficazes para fins profilácticos até 4 semanas.

PENIDURE-LA (longa ação), LONGACILINA, PENCOM, 0,6, 1,2, 2,4 MU como pó seco em frasco para injectáveis.

Efeitos adversos:

A penicilina G é um dos antibióticos mais não tóxicos; foram injectadas até 100 MU (60 g) por dia sem qualquer toxicidade direta.

Irritação local e toxicidade direta:

- A dor no local da injeção intravenosa, as náuseas após ingestão oral e a tromboflebite da veia injectada são expressões de irritação relacionadas com a dose.

- A toxicidade para o cérebro pode manifestar-se sob a forma de confusão mental, espasmos musculares, convulsões e coma, quando são injectadas i.v. doses muito elevadas (> 20 MU), especialmente em doentes com insuficiência renal.

- Também ocorreram hemorragias com doses tão elevadas devido à interferência com a função plaquetária.
- A injeção i.v. acidental de penicilina procaína produz estimulação do SNC, alucinações e convulsões devidas à procaína.

- Sendo insolúvel, pode também causar microembolismo.

Hipersensibilidade:

- Estas reacções constituem o principal problema na utilização das penicilinas.

- Foi registada uma incidência de 1-10%.

- Os indivíduos com uma diátese alérgica são mais propensos a desenvolver reacções à penicilina. A PnG é o fármaco mais comum implicado na alergia a medicamentos.

- As manifestações frequentes da alergia à penicilina são erupção cutânea, comichão, urticária e febre.
- A sibilância, o edema angioneurótico, a doença do soro e a dermatite esfoliativa são menos comuns.

• A anafilaxia é rara (1 a 4 por 10 000 doentes), mas pode ser fatal. O receio de provocar um choque anafilático restringiu severamente a utilização de PnG injectada.

• Todas as formas de penicilinas naturais e semi-sintéticas podem causar alergia, mas esta é mais frequente após administração parentérica do que oral.

• A incidência é mais elevada com a penicilina procaína: a própria procaína é alergénica.

• O curso da hipersensibilidade à penicilina é imprevisível, ou seja, um indivíduo que tenha tolerado a penicilina anteriormente pode mostrar alergia numa administração subsequente e *vice-versa.*

• A utilização tópica de penicilina é altamente sensibilizante (dermatite de contacto e outras reacções). Por conseguinte, todas as preparações tópicas de penicilina foram proibidas, exceto para utilização no olho como solução em caso de oftalmia gonocócica.

• Se um doente for alérgico à penicilina, é preferível utilizar um antibiótico alternativo. A hipossensibilização através da injeção de quantidades crescentes de penicilina por via intradérmica, a intervalos de uma hora, pode ser tentada se não houver outra opção.

Superinfecções: Estas são raras na PnG devido ao seu espetro estreito, embora a microflora intestinal, respiratória e cutânea sofra alterações.

Reação de Jarisch-herxheimer:

A penicilina injectada num doente sifilítico (sobretudo na sífilis secundária) pode provocar calafrios, febre, mialgias, exacerbação das lesões e mesmo colapso vascular. Esta situação deve-se à libertação súbita de produtos líticos espirocetais e tem uma duração de 12 a 72 horas. Não há recorrência e não é necessário interromper a terapêutica.

A aspirina e a sedação permitem aliviar os sintomas.

Utilizações: A penicilina G é o fármaco de escolha para infecções causadas por organismos susceptíveis a ela, a menos que o doente seja alérgico a este antibiótico. No entanto, a sua utilização diminuiu muito devido ao receio de provocar anafilaxia.

1. **INFECÇÕES DENTÁRIAS:** A PnG parentérica continua a ser eficaz na maioria das infecções comuns encontradas em medicina dentária, particularmente as que surgem como sequelas de lesões cariosas e são causadas por bactérias aeróbias e anaeróbias, tais como *Streptococci, Peptostreptococci, Eubacterium, Prevotella, Porphyromonas, Fusobacterium.*

Em doses normais {0,5 - 2 MU i.m. 6 horas (sod. PnG) ou 12-24 horas (procaína PnG)} pode ser utilizado para abcessos periodontais, abcessos periapicais, pericoronite, pulpite supurativa aguda, ANUG, celulite oral, etc.

A penicilina G também pode ser utilizada profilaticamente para cobrir procedimentos dentários em pessoas predispostas pacientes. No entanto, *na prática dentária, a utilização de PnG é atualmente muito restrita.*

2. **UTILIZAÇÕES MÉDICAS GERAIS**:

Outras condições médicas tratadas com PnG são:

a. Infecções estreptocócicas: faringite, amigdalite, otite média, escarlatina, febre reumática, etc. Para a endocardite bacteriana causada por estreptococos viridianos, são necessárias doses elevadas (20-40 MU/dia) em combinação com gentamicina.

b. Infecções pneumocócicas (pneumonia, meningite) apenas se a estirpe infetante for sensível à PnG.

c. Meningite meningocócica e outras infecções.

d. Gonorreia causada por *N. gonorrhoeae* não produtora de penicilinase que ainda é sensível à PnG.

e. Sífilis: A penicilina benzatina é o fármaco de eleição para todas as fases, uma vez que *o T. pallidum* não desenvolveu resistência à penicilina.

f. Difteria, tétano e outras infecções raras como a gangrena gasosa, o carbúnculo e a actinomicose.

As utilizações profilácticas da PnG são:

- Para prevenir a recorrência da febre reumática: a penicilina benzatina é a preparação de eleição. Profilaxia cirúrgica (em combinação com gentamicina).
- Para proteger os doentes com agranulocitose (pode ser administrado um aminoglicosídeo em combinação).

PENICILINAS SEMI-SINTÉTICAS

As penicilinas semissintéticas são produzidas através da combinação química de cadeias laterais específicas (em vez da cadeia lateral benzílica da PnG) ou através da incorporação de precursores específicos nas culturas de bolores. O objetivo da produção de penicilinas semissintéticas tem sido ultrapassar as deficiências da PnG, que são

1. Fraca eficácia oral.
2. Suscetibilidade à penicilinase.
3. Espectro de atividade estreito.
4. Reacções de hipersensibilidade (isto não foi superado em nenhuma preparação).

Além disso, foram desenvolvidos alguns inibidores da β-lactamase que, embora não sejam antibacterianos, aumentam a atividade das penicilinas contra os organismos produtores de β-lactamase.

Classificação:

1. **Alternativa resistente aos ácidos à penicilina G**: fenoximetilpenicilina (Penicilina V).
2. **Penicilinas resistentes à penicilinase**: Meticilina, Cloxacilina.
3. **Penicilinas de espetro alargado:**

(a) *Aminopenicilinas:* Ampicilina, Bacampicilina, Amoxicilina.

(b) *Carboxipenicilinas:* Carbenicilina, Ticarcilina.

(c) *Ureidopenicilinas:* Piperacilina, Mezlocilina.

Inibidores da P-lactamase: Ácido clavulânico, Sulbactam Tazobactam.

ALTERNATIVA RESISTENTE AOS ÁCIDOS À PENICILINA-G

FENOXIMETILPENICILINA (PENICILINA V)

Difere da PnG apenas pelo facto de ser ácido-estável; a absorção oral é melhor; o nível sanguíneo máximo é atingido em 1 hora e *o* t½ plasmático é de 30-60 minutos.

Espectro antibacteriano: O espetro antibacteriano da penicilina V é idêntico ao da PnG, mas é cerca de 1/5 mais ativo contra a *Neisseria,* outras bactérias gram-negativas e anaeróbios.

Utilizações: A penicilina V oral é um medicamento adequado para tratar muitas infecções dentárias, boca de trincheira, faringite estreptocócica, sinusite, otite média e infecções pneumocócicas menores. Pode ser utilizada na profilaxia da febre reumática quando é necessário selecionar um medicamento oral.

Dose: 250-500 mg, crianças 125-250 mg; administrada de 6 em 6 horas (250 mg = 4 lac U). **Preparações: CRYSTAPEN-V, KAYPEN, 125, 250 mg comprimidos, 125 mg/5 ml de xarope seco para reconstituição, PENIVORAL 65, 130 mg comprimidos.**

PENICILINAS RESISTENTES À PENICILINASE

Estes congéneres têm cadeias laterais que protegem o anel P-lactâmico do ataque da penicilinase estafilocócica. No entanto, isto também protege parcialmente as bactérias do anel P-lactâmico: os organismos que não produzem penicilinase são menos sensíveis a estes medicamentos do que à PnG.

Indicações:

A sua única indicação são as infecções causadas por *estafilococos* produtores de penicilinase, para as quais são os fármacos de eleição, exceto em áreas onde *o Staph. aureus* resistente à meticilina (MRSA) se tornou prevalente. Não são resistentes às β-lactamases gram-negativas.

METICILINA

É altamente resistente à penicilinase, mas não é resistente aos ácidos - tem de ser injectada. Foi largamente substituída pela cloxacilina.

São insensíveis à cloxacilina e a outros β-lactâmicos, bem como à eritromicina, aos aminoglicosídeos e às tetraciclinas.

Os MRSA têm PBPs alteradas que não se ligam às penicilinas. O medicamento de eleição para estes organismos é a vancomicina/linezolida, mas a ciprofloxacina também pode ser utilizada.

CLOXACILINA

Tem uma cadeia lateral de isoxazolilo e é altamente resistente à penicilinase e aos ácidos.

É mais ativo do que a meticilina contra os *estafilococos* produtores de penicilinase, mas não contra o MRSA.

A cloxacilina é pouco utilizada em medicina dentária.

Farmacocinética: A cloxacilina é absorvida de forma incompleta mas fiável por via oral, especialmente se for tomada com o estômago vazio. Está ligada a mais de 90% das proteínas plasmáticas. A eliminação ocorre principalmente pelos rins, mas também parcialmente pelo fígado. O t½ plasmático é de cerca de 1 hora.

Dose: 0,25-0,5 g por via oral de 6 em 6 horas; no caso de infecções graves, podem ser injectados 0,25-1 g por via intravenosa ou intravenosa - produzem-se níveis sanguíneos mais elevados.

Preparações: KLOX 0,25, 0,5 g cap, 125 mg/3 g syr seco, 0,25, 0,5 g inj; BIOCLOX, CLOCILIN 0,25, 0,5 g cap; 0,25, 0,5 g/vial inj.

A Oxacilina, a Dicloxacilina, a Flucloxacilina (Floxacilina) são outras penicilinas isoxazolílicas, semelhantes à cloxacilina.

PENICILINAS DE ESPECTRO ALARGADO

Estas penicilinas semi-sintéticas também são activas contra uma variedade de bacilos gram-negativos. Podem ser agrupadas de acordo com o seu espetro de atividade.

1. AMINOPENICILINAS

Este grupo, liderado pela ampicilina, tem uma substituição de amino na cadeia lateral. Alguns são pró-fármacos e todos têm espectros antibacterianos bastante semelhantes. Nenhum é resistente à penicilinase ou a outras β-lactamases.

AMPICILINA

Espectro antibacteriano:

É ativo contra todos os organismos sensíveis à PnG; além disso, inibe muitos bacilos gram-negativos, por exemplo, *H. influenzae, E. coli, Proteus, Salmonella* e *Shigella.* No entanto, devido à utilização generalizada, muitos destes organismos desenvolveram resistência; a utilidade deste antibiótico diminuiu consideravelmente.

A ampicilina é mais ativa do que a PnG para *Strep. viridans* e enterococos (por conseguinte, mais adequada para infecções dentárias), igualmente ativa para pneumococos, gonococos e meningococos (as estirpes resistentes à penicilina também são resistentes à ampicilina); mas menos ativa contra outros cocos gram-positivos. *Os estafilococos* produtores de penicilinase não são afectados, tal como outros bacilos gram-negativos, como *Pseudomonas, Klebsiella, Proteus* indol positivo e anaeróbios como *Bacteroides fragilis.*

Farmacocinética:

A ampicilina não é degradada pelo ácido gástrico; a absorção oral é incompleta mas adequada. Os alimentos interferem com a absorção. É parcialmente excretada na bílis e reabsorvida - ocorre circulação entero-hepática. No entanto, o principal canal de excreção é o rim, mas a secreção tubular é mais lenta do que a da PnG; *o* t½ plasmático é de 1 hora.

Dose: 0,5-2 g oral/i.m./i.v. dependendo da gravidade da infeção, de 6 em 6 horas; crianças 25-50 mg/kg/dia.

Preparações: AMPILIN, ROSCILLIN, BIOCILIN 250, 500 mg cap.; 125, 250 mg/5 ml xarope seco; 100 mg/ml gotas pediátricas; 250, 500 mg e 1,0 g por frasco para injectáveis.

Utilizações:

Devido ao seu espetro de ação mais amplo, que abrange tanto as bactérias gram-positivas e gram-negativas aeróbias como as anaeróbias, que são na sua maioria agentes causadores de infecções dentárias, *as aminopenicilinas são um dos antibióticos mais utilizados em medicina dentária.* A amoxicilina é geralmente preferida à ampicilina porque produz níveis sanguíneos mais elevados e mais sustentados, bem como uma menor incidência de diarreia, mas a ampicilina pode ser utilizada para as mesmas indicações.

AS INDICAÇÕES MÉDICAS GERAIS DA AMPICILINA SÃO:

1. Infecções das vias respiratórias: bronquite, sinusite, otite média, etc.
2. Endocardite bacteriana subaguda: preferível a PnG.
3. Septicemias: em combinação com gentamicina ou cefalosporina de 3ª geração, etc.

Efeitos adversos: A diarreia é frequente após a administração oral de ampicilina. A ampicilina é absorvida de forma incompleta - o fármaco não absorvido irrita o intestino delgado e provoca uma alteração acentuada da flora bacteriana.

Produz uma elevada incidência (até 10%) de erupções cutâneas, especialmente em doentes com SIDA, infecções por vírus EB ou leucemia linfática.

A administração simultânea de alopurinol também aumenta a incidência de erupções cutâneas. Por vezes, as erupções cutâneas podem não ser alérgicas, mas de natureza tóxica. Os doentes com antecedentes de hipersensibilidade imediata à PnG não devem receber também ampicilina.

Interações

A hidrocortisona inativa a ampicilina se misturada na solução i.v.

Ao inibir a flora do cólon, pode interferir com a desconjugação e o ciclo entero-hepático dos contraceptivos orais → falha da contraceção oral.

O probenecide retarda a excreção renal da ampicilina.

BACAMPICILINA

É um éster de ampicilina que é quase completamente absorvido a partir do g.i.t. É um pró-fármaco e é largamente hidrolisado durante a absorção. Assim, são atingidos níveis plasmáticos mais elevados. A penetração nos tecidos também é considerada melhor. Não perturba acentuadamente a ecologia intestinal - a incidência de diarreia é alegadamente menor.

Dose: 400-800 mg BD

Preparações: Penglobe 200, 400 mg tab.

AMOXICILINA

É um congénere próximo da ampicilina (mas não um pró-fármaco); semelhante a esta em todos os aspectos, exceto: A absorção oral é melhor; os alimentos não interferem com a absorção; são produzidos níveis sanguíneos mais elevados e mais sustentados.

- A incidência de diarreia é menor.
- É menos ativo contra *Shigella* e *H. influenzae.*

Atualmente, muitos médicos preferem-na à ampicilina para bronquite, infecções urinárias, SABE e gonorreia.

A amoxicilina é um dos antibióticos mais frequentemente utilizados no tratamento de infecções dentárias. É também o medicamento de primeira escolha para a profilaxia da infeção local da ferida, bem como da infeção à distância (endocardite) após cirurgia dentária em doentes susceptíveis.

Dose: 0,25-1 g TDS oral/i.m

Preparações: AMOXILINA, NOVAMOX, SYNAMOX 250, 500 mg cápsulas, 125 mg/5 ml xarope seco. AMOXIL, MOX 250, 500 mg cápsulas; 125 mg/5 ml xarope seco; 250, 500 mg/vial inj. MOXYLONG: Amoxicilina 250 mg + probenecida 500 mg, comprimidos (também 500 mg + 500 mg, comprimidos).

2. PENICILINAS CARBOXI

CARBENICILINA

A caraterística especial deste congénere da penicilina é a sua atividade contra *Pseudomonas aeruginosa* e *Proteus* indol positivo, que não são inibidos por PnG ou aminopenicilinas. É menos ativa contra *Salmonella, E. coli* e *Enterobacter*, enquanto *a Klebsiella* e os cocos gram-positivos não são afectados por ela. Nalgumas zonas, desenvolveram-se estirpes de *Pseudomonas* menos sensíveis à carbenicilina, especialmente quando foram utilizadas doses inadequadas.

Farmacocinética:

- A carbenicilina não é resistente à penicilinase nem aos ácidos.
- É inativo por via oral e é rapidamente excretado na urina
- t½ é de 1 hora.
- É utilizado como sal de sódio numa dose de 1-2 g i.m. ou 1-5 g i.v. cada 4-6 horas.

Preparações: PYOPEN, CARBELIN 1 g, 5 g, por frasco para injectáveis inj.

Indicações: Infecções graves causadas por *Pseudomonas* ou *Proteus, por* exemplo, queimaduras, infeção do trato urinário, septicemia, mas a piperacilina é atualmente preferida. É frequentemente utilizada em conjunto com a gentamicina. As infecções orodentárias raramente são causadas por *Pseudomonas;* se é que ocorrem, são em doentes imunocomprometidos. Estas podem ser tratadas com carbenicilina ou piperacilina.

TICARCILINA: É mais potente do que a carbenicilina contra *as Pseudomonas*, mas as suas outras propriedades são semelhantes.

3. UREIDOPENICILINAS

PIPERACILINA: Esta penicilina antipseudomonal é cerca de 8 vezes mais ativa do que a carbenicilina. Tem uma boa atividade contra a *Klebsiella* e é utilizada principalmente em doentes neutropénicos/imunocomprometidos com infecções gram-negativas graves e em queimaduras. A t% de eliminação é de 1 hora. Aconselha-se a utilização simultânea de gentamicina ou tobramicina.

Dose: 100-150 mg/kg/dia em 3 doses divididas (máx. 16 g/dia) i.m. ou i.v. A via i.v. é preferível quando se pretende injetar > 2 g.

Preparações: PIPRAPEN 1 g, 2 g frascos para injectáveis; PIPRACIL 2 g, 4 g frascos para injectáveis; contém 2 mEq Na+ por g.

MEZLOCILINA: Tem uma atividade semelhante à da ticarcilina contra a *Pseudomonas* e inibe também *a Klebsiella.* É administrada por via parentérica principalmente para infecções causadas por bacilos entéricos.

INIBIDORES DA BETA-LACTAMASE

As β-lactamases são uma família de enzimas produzidas por muitas bactérias gram-positivas e gram-negativas que inactivam os antibióticos β-lactâmicos através da abertura do anel β-lactâmico. As diferentes β-lactamases diferem nas suas afinidades com o substrato. Os inibidores desta enzima, *o ácido clavulânico, o sulbactam* e *o tazobactam*, estão disponíveis para utilização clínica.

ÁCIDO CLAVULÂNICO:

Obtido a partir de *Streptomyces clavuligerus,* possui um anel β-lactâmico mas não possui atividade antibacteriana própria.

Inibe uma grande variedade de β-lactamases produzidas tanto por bactérias gram-positivas como gram-negativas.

O ácido clavulânico é um inibidor "progressivo": a ligação à β-lactamase é inicialmente reversível, mas torna-se covalente mais tarde - a inibição aumenta com o tempo. Chamado inibidor "suicida", é inactivado depois de se ligar à enzima. Permeia as camadas exteriores da parede celular das bactérias gram-negativas e inibe a P-lactamase localizada no periplasma.

Farmacocinética:

- O ácido clavulânico tem uma rápida absorção oral e uma biodisponibilidade de 60%; pode também ser injetado.

- O seu tempo de eliminaç^ao Ø de 1 hora e a sua distribuiç^ao nos tecidos coincide com a da amoxicilina com a qual Ø utilizada (denominada coamoxiclav).

- No entanto, é eliminado principalmente por filtração glomerular e a sua excreção não é afetada pela probenecida.

- Além disso, é largamente hidrolisada e descarboxilada antes da excreção, enquanto a amoxicilina é principalmente excretada inalterada por secreção tubular.

Utilizações: A adição de ácido clavulânico restabelece a atividade da amoxicilina contra *Staph. aureus* resistentes à ^-lactamase (mas não contra MRSA que tenham alterado as PBPs), *Peptococcus, H. influenzae, N. gonorrhoeae, E. coli, Proteus, Klebsiella, Salmonella, Shigella* e *Bact. fragilis.*

A adição de ácido clavulânico não faz qualquer diferença em relação à amoxicilina isolada, caso a estirpe infetante seja sensível à amoxicilina.

O Co-Amoxiclav é indicado para:

- Infecções da pele e dos tecidos moles, sépsis intra-abdominal e ginecológica, infecções urinárias, biliares e do trato respiratório: especialmente quando se pretende administrar uma terapia antibiótica empírica para infecções adquiridas no hospital.

- *Infecções dentárias causadas por bactérias produtoras de β-lactamase.*

Preparações:

AUGMENTIN, ENHANCIN, AMONATE: Amoxicilina 250 mg + ácido clavulânico 125 mg comprimido; 1-2 comprimidos TDS, infecções graves 4 comprimidos de 6 em 6 horas.

Também AUGMENTIN: Amoxicilina 1 g + ácido clavulânico 0,2 g frasco-ampola e 0,5 g + 0,1 g frasco-ampola; injetar 1 frasco-ampola em profundidade i.m. ou i.v. de 6 a 8 horas para infecções graves.

Efeitos adversos: São os mesmos que para a amoxicilina isolada; a tolerância g.i. é mais fraca - especialmente em crianças. Outros efeitos secundários são estomatite/ vaginite *por Candida* e erupções cutâneas. Foram registados alguns casos de lesão hepática com a combinação.

SULBACTAM: É um inibidor semi-sintético da β-lactamase, relacionado quimicamente e em termos de atividade com o ácido clavulânico. É também um inibidor progressivo, altamente ativo contra as classes II a V, mas pouco ativo contra a β-lactamase de classe I. Com base no peso, é 2-3 vezes menos potente do que o ácido clavulânico para a maioria dos tipos de enzimas, mas o mesmo nível de inibição pode ser obtido nas concentrações mais elevadas alcançadas clinicamente. O sulbactam não induz β-lactamases cromossómicas, enquanto o ácido clavulânico pode induzir algumas delas.

A absorção oral do sulbactam é inconsistente. Por conseguinte, é preferencialmente administrado por via parentérica. Foi combinado com ampicilina para utilização contra estirpes resistentes produtoras de β-lactamase. A absorção do seu sal complexo com *tosilato de ampicilina-sultamicilina* é melhor, que é administrado por via oral.

Indicações:

-Infecções aeróbicas-anaeróbicas mistas, abcessos dentários, infecções cirúrgicas e da pele/tecidos moles, especialmente as adquiridas no hospital.

Preparações:

SULBACINA, AMPITUM: AMPICILINA 1 G + SULBACTAM 0,5 G POR FRASCO PARA INJECTÁVEIS; 1-2 FRASCOS PARA INJECTÁVEIS EM PROFUNDIDADE, POR VIA INTRAVENOSA OU INTRAVENOSA, DE 6 A 8 HORAS. TOSILATO DE SULTAMICILINA: BETAMPORAL, SULBACINA 375 MG TAB.

A dor no local da injeção, a tromboflebite da veia injectada, a erupção cutânea e a diarreia são os principais efeitos adversos.

TAZOBACTAM: É um inibidor da ß-lactamase semelhante ao sulbactam. A sua farmacocinética coincide com a da piperacilina, com a qual foi combinado para utilização em infecções graves como peritonite, infecções pélvicas/urinárias/respiratórias causadas por bacilos produtores de ß-lactamase. No entanto, a associação não é ativa contra *Pseudomonas* resistentes à piperacilina e contra *Pseudomonas* que desenvolvem resistência ao perderem a permeabilidade à piperacilina.

Dose: 0,5 g de tazobactum combinado com 4 g de piperacilina injectados por via intravenosa durante 30 minutos, de 8 em 8 horas.

Preparações:

PYBACTUM, TAZACT, TAZOBID, ZOSYN 4 G + 0,5 G FRASCO PARA INJECTÁVEIS

CEPHALOSPORINS

Trata-se de um grupo de antibióticos semi-sintéticos derivados da "cefalosporina-C" obtida de um fungo *Cephalosporium.* Estão quimicamente relacionados com as penicilinas; o núcleo é constituído por um anel ß-lactâmico fundido com um anel dihidrotiazina. Foram convencionalmente divididos em 4 gerações. Esta divisão tem uma sequência cronológica de desenvolvimento, mas, mais importante ainda, tem em consideração o espetro antibacteriano global, bem como a potência

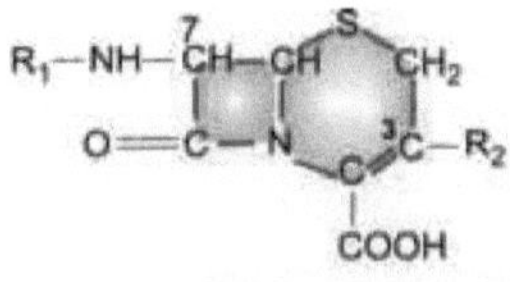

R₁—NH—CH—CH—S—CH₂ / O═C—N—C═C—R₂ / COOH

CEPHALOSPORIN

Cefalosporinas de primeira geração

Parentérica	*Oral*
Cefazolina	Cefalexina
	Cefradina
	Cefadroxil

Cefalosporinas de segunda geração

Parenteral	*Oral*
Cefuroxima	Cefaclor
	Cefuroxima axetil

Cefalosporinas de terceira geração

Parenteral	*Oral*
Cefotaxima	Cefixima
Ceftizoxima	Cefpodoxime proxetil
Ceftriaxona	Cefdinir
Ceftazidima	Ceftibuten
Cefoperazona	Ceftamet pivoxil

Cefalosporinas de quarta geração

Parenteral

Cefepima

Cefpiroma

Todas as cefalosporinas são bactericidas e têm o mesmo mecanismo de ação que a penicilina, ou seja, a inibição da síntese da parede celular bacteriana. No entanto, ligam-se a proteínas diferentes das que se ligam às penicilinas. Este facto pode explicar as diferenças de espetro, potência e ausência de resistência cruzada.

A resistência adquirida às cefalosporinas pode ter a mesma base que a das penicilinas, ou seja

(a) alteração das proteínas-alvo (PBPs), reduzindo a afinidade pelo antibiótico.

(b) impermeabilidade ao antibiótico para que este não chegue ao seu local de ação.

(c) elaboração de β-lactamases que destroem cefalosporinas específicas (cefalosporinases).

Embora a incidência seja baixa, alguns organismos desenvolveram resistência, mesmo contra os compostos de terceira geração. As cefalosporinas individuais diferem na sua:

(a) Espectro antibacteriano e potência relativa contra organismos específicos.

(b) Suscetibilidade a β-lactamases de diferentes organismos.

(c) Propriedades farmacocinéticas - muitos têm de ser injectados, alguns são administrados por via oral; a maioria não é metabolizada mas é excretada rapidamente pelos rins e tem semividas curtas; a probenecida inibe a sua secreção tubular.

CEFALOSPORINAS DE PRIMEIRA GERAÇÃO

Estes foram desenvolvidos na década de 1960, têm uma atividade elevada contra bactérias gram-positivas mas mais fraca contra bactérias gram-negativas.

CEFAZOLIN

Espectro antibacteriano:

É ativo contra a maioria dos organismos sensíveis à PnG, ou seja, estreptococos, gonococos, meningococos, *C. diphtheriae, H. influenzae,* clostrídios e *Actinomyces.* É mais ativo contra *Klebsiella* e *E. coli*, mas bastante suscetível à β-lactamase estafilocócica.

Farmacocinética

Pode ser administrada tanto por via intravenosa como intravenosa e tem um t½ mais longo (2 horas) devido a uma secreção tubular mais lenta; atinge uma concentração mais elevada no plasma e na bílis. É a cefalosporina parentérica de primeira geração preferida, especialmente para a profilaxia cirúrgica.

Dose: 0,25 g de 8 em 8 horas (casos ligeiros), 1 g de 6 em 6 horas (casos graves) i.m. ou i.v.

Preparações: ALCIZON, ORIZOLIN 0,25 g, 0,5 g, 1 g por frasco para injectáveis inj.

CEPHALEXIN

Espectro antibacteriano:

Trata-se de uma cefalosporina de primeira geração eficaz por via oral, de espetro semelhante ao da cefazolina, mas menos ativa contra o *H. influenzae*.

Farmacocinética:

Está pouco ligado às proteínas plasmáticas, atinge uma concentração elevada na bílis e é excretado inalterado na urina; tY ~60 min.

Indicações:

É uma das cefalosporinas mais utilizadas; *encontra lugar na medicina dentária como alternativa à amoxicilina.*

Dose: 0,25-1 g 6-8 horas por dia (crianças 25-100 mg/kg/dia).

Preparações: CEPHACILLIN 250, 500 mg cap.; SPORIDEX, ALCEPHIN, CEPHAXIN 250, 500 mg cap., 125 mg/5 ml xarope seco, 100 mg/ml gotas pediátricas. ALCEPHIN-LA: Cefalexina + probenecida (250 + 250 mg e 500 + 500 mg) em comprimidos.

CEPHRADINE: Medicamento ativo por via oral, quase idêntico à cefalexina, mas menos ativo contra alguns organismos. A administração oral tem provocado diarreia como efeito secundário. Também está disponível para uso parentérico.

Dose: 0,25-1 g 6-12 horas oral/i.m/i.v.

Preparações: CEFLAD 0,25, 0,5, 1 g por frasco para injectáveis inj.

CEFADROXIL: A atividade antibacteriana do cefadroxil e a indicação são semelhantes às da cefalexina; *frequentemente selecionado para infecções dentárias.*

Um congénere próximo da cefalexina; tem boa penetração nos tecidos, incluindo no osso alveolar (alvéolo dentário); exerce uma ação mais sustentada no local da infeção; pode ser administrado de 12 em 12 horas, apesar de um *t½* de 1 hora.

É excretado inalterado na urina, mas a dose só precisa de ser reduzida se a depuração da creatinina for < 50 ml/min.

Dose: 0,5-1 g BD.

Preparações: DROXYL 0,5, 1 g de comprimido, 250 mg/5 ml de xarope; CEFADROX 0,5 g de tampa, 125 mg/5 ml de xarope e 250 mg de comprimido para crianças; KEFLOXIN 0,5 g de tampa, 0,25 g de Distab, 125 mg/5 ml de suspensão.

CEFALOSPORINAS DE SEGUNDA GERAÇÃO

Estes foram desenvolvidos após os compostos de primeira geração e são mais activos contra organismos gramnegativos, com alguns membros activos contra anaeróbios.

CEFUROXIME: É resistente às β-lactamases gram-negativas: tem uma elevada atividade contra organismos que produzem estas enzimas, incluindo PPNG e *H. influenzae* resistente à ampicilina, mantendo uma atividade significativa contra cocos gram-positivos e certos anaeróbios. É bem tolerado por via i.m. e atinge níveis relativamente mais elevados no LCR. Tem sido utilizada em algumas infecções mistas e na terapêutica i.m. de dose única da gonorreia.

Preparações: CEFOGEN, SUPACEF, FUROXIL 250 mg e 750 mg/ frasco para injectáveis; 0,75-1,5 g i.m. ou i.v. de 8 em 8 horas, crianças 30-100 mg/kg/dia.

CEFUROXIME AXETIL: Este éster de cefuroxima é eficaz por via oral, embora a absorção seja incompleta. A atividade depende da hidrólise *in vivo* e da libertação de cefuroxima. Devido à sua atividade nos anaeróbios, *é frequentemente escolhido para infecções dentárias.*

Dose: 250-500 mg BD, crianças meia-dose

Preparações: CEFTUM, SPIZEF 125, 250, 500 mg cap, tab e 125 mg/5 ml susp.

CEFACLOR Mantém uma atividade significativa por via oral e é mais ativo do que os compostos de primeira geração contra *H. influenzae, E. coli, Pr. mirabilis* e anaeróbios presentes na cavidade oral.

Preparações: KEFLOR, VERCEF, DISTACLOR 250 mg cap, 125 e 250 mg distab, 125 mg/5 ml syr seco, 50 mg/ml gotas ped.

CEFALOSPORINAS DE TERCEIRA GERAÇÃO

Estes compostos, introduzidos na década de 1980, têm uma atividade altamente aumentada contra as Enterobacteriaceae gram-negativas; alguns inibem também *as Pseudomonas*. Todos são altamente resistentes às β-lactamases de bactérias gramnegativas. No entanto, são menos activos em cocos gram-positivos e anaeróbios. Raramente são utilizadas em medicina dentária.

CEFOTAXIME

Espectro antibacteriano

É o protótipo das cefalosporinas de terceira geração; exerce uma ação potente sobre as bactérias gram-negativas aeróbias, bem como sobre algumas bactérias gram-positivas, mas não é tão ativa sobre os anaeróbios (particularmente *Bact. fragilis), Staph. aureus* e *Ps. aeruginosa.*

Farmacocinética:

A cefotaxima é desacetilada no organismo; o metabolito exerce uma ação mais fraca mas sinérgica com o medicamento original.

O t½ plasmÆtico da cefotaxima Ø de 1 hora.

Indicações:

Meningite causada por bacilos gram-negativos (atinge níveis relativamente elevados no LCR), infecções resistentes/hospitalares com risco de vida, septicemias e infecções em doentes imunocomprometidos.

Dose: 1-2 g i.m. ou i.v. 6-12 horas por dia (crianças 50-100 mg/kg/dia).

Preparações: OMNATAX, ORITAXIM, CLAFORAN 0,25, 0,5, 1,0 g por frasco para injectáveis inj.

CEFTIZOXIME

A sua atividade antibacteriana e indicações são semelhantes às da cefotaxima, mas não é metabolizada - é excretada pelos rins a uma velocidade mais lenta, *t½* 1,5-2 horas.

Dose: 0,5-1 g i.m./i.v. 8 ou 12 horas por dia.

Preparações: CEFIZOX, EPOCELIN 0,5 e 1 g por frasco para injectáveis inj.

CEFTRIAXONA:

A caraterística distintiva desta cefalosporina é a sua duração de ação mais longa (t½ 8 horas), permitindo uma dose única ou, no máximo, duas vezes por dia.

A penetração no LCR é boa e é eliminado igualmente na urina e na bílis.

A ceftriaxona demonstrou uma elevada eficácia numa vasta gama de infecções graves, incluindo meningite bacteriana, febre tifoide multi-resistente, sépsis abdominal e septicemias.

Efeitos adversos:

A hipoprotrombinémia e as hemorragias são efeitos adversos específicos.

Foi registada hemólise.

Preparações: OFRAMAX, MONOCEF, MONOTAX 0,25, 0,5, 1,0 g por frasco para injectáveis; 1-2 g i.v. ou i.m./dia.

CEFTAZIDIME:

- A caraterística mais proeminente é a sua elevada atividade contra *Pseudomonas.*
- Tem sido especificamente utilizado em doentes neutropénicos febris com neoplasias hematológicas, queimados, etc.
- A sua atividade contra Enterobacteriaceae é semelhante à da cefotaxima, mas é menos ativa contra *Staph. aureus,* outros cocos grampositivos e anaeróbios como *Bact. fragilis.*
- O seu *t½* de plasma é de 1,5-1,8 horas.
- Foram notificados neutropenia, trombocitopenia, aumento das transaminases plasmáticas e da ureia no sangue.

Dose: 0,5-2 g i.m. ou i.v. de 8 em 8 horas, crianças 30 mg/kg/dia. Tifoide resistente 30 mg/kg/dia.

Preparações: FORTUM, CEFAZID, ORZID 0,25, 0,5 e 1 g por frasco para injectáveis inj.

CEFOPERAZONA:

Tal como a ceftazidima, difere de outros compostos de terceira geração por ter uma atividade mais forte em *Pseudomonas* e uma atividade mais fraca noutros organismos. Também é eficaz contra *a S. Typhi* e *a B. fragilis*, mas é mais suscetível às β-lactamases. **INDICAÇÕES:** Infecções graves urinárias, biliares, respiratórias, da pele e dos tecidos moles, meningite e septicemia.

Farmacocinética:

- É principalmente excretado na bílis
- t½ é de 2 horas.
- Tem uma ação hipoprotrombinémica mas não afecta a função plaquetária.
- Foi notificada uma reação semelhante à do dissulfiram com o álcool.

Preparações: MAGNAMICINA 0,25 g, 1, 2 g inj; CEFOMICINA, NEGAPLUS 1 g inj; 1-2 g i.m./i.v. 12 horas.
CEFIXIME:

Espectro antibacteriano:

É uma cefalosporina de terceira geração, de ação oral, altamente ativa contra Enterobacteriaceae, *H. influenzae, Strep. pyogenes, Strep. pneumoniae* e é resistente a muitas ^-lactamases.

No entanto, não é ativo em *Staph. aureus* e *Pseudomonas.*

Tem uma ação mais prolongada (t½ 3 horas)

Efeitos adversos:

As alterações das fezes e a diarreia são os efeitos secundários mais proeminentes

Dose: de 200-400 mg BD

Preparações: TOPCEF, ORFIX 100, 200 mg tab/cap, CEFSPAN 100 mg cap, 100 mg/5 ml syr.

CEFPODOXIME PROXETIL: É o pró-fármaco éster oralmente ativo da cefalosporina de 3ª geração cefpodoxima. Para além de ser altamente ativo contra Enterobacteriaceae e estreptococos, inibe *Staph. aureus.*

UTILIZAÇÕES: É utilizado principalmente em infecções respiratórias, urinárias, da pele e dos tecidos moles.

Dose: 200 mg BD (máx. 800 mg/dia)

Preparações: CEFOPROX 100, 200 mg tab, 100 mg/5 ml dry syr; CEPODEM 100, 200 mg tab, 50 mg/5 ml susp.
CEFDINIR:

Esta cefalosporina de terceira geração, ativa por via oral, tem uma boa atividade contra muitos organismos produtores de ß-lactamase.

A maioria dos agentes patogénicos respiratórios, incluindo os cocos gram-positivos, são susceptíveis.

Indicações: Pneumonia, exacerbações agudas de bronquite crónica, infecções otorrinolaringológicas e cutâneas.

Dose: 300 mg BD

Preparações: SEFDIN, ADCEF 300 mg cap, 125 mg/5 ml susp.

CEFTIBUTEN: Outra cefalosporina oral de terceira geração, ativa contra bactérias gram-positivas e gram-negativas e estável às ß-lactamases. **INDICAÇÕES:** infecções respiratórias, urinárias e gastrointestinais.

Dose: 200 mg BD ou 400 mg OD.

Preparações: PROCADAX 400 mg cap, 90 mg/5 ml pó para suspensão oral

CEFALOSPORINAS DE QUARTA GERAÇÃO

CEFEPIME Desenvolvida na década de 1990, esta cefalosporina de 4ª geração tem um espetro antibacteriano semelhante ao dos compostos de 3ª geração, mas é altamente resistente às ß-lactamases, pelo que é ativa contra muitas bactérias resistentes aos medicamentos anteriores. *A Ps. aeruginosa* e *o Staph. aureus* também são inibidos.

Devido à sua elevada potência e espetro alargado, é eficaz em muitas infecções graves, como pneumonia adquirida no hospital, neutropenia febril, bacteriemia, septicemia, etc.

Dose: 1-2 g i.v. 8-12 horas

Preparações: KEFAGE 0,5, 1,0 g inj.

CEFPIROME: É indicado para o tratamento de infecções hospitalares graves e resistentes, incluindo septicemias, infecções do trato respiratório inferior, etc. O seu carácter zwitteriónico permite uma melhor penetração através dos canais de porina das bactérias gram-negativas. É resistente a muitas β-lactamases e é mais potente do que os 3 compostos da geração[rd] .

Dose: 1-2 g i.m./i.v. de 12 em 12 horas

Preparações: CEFROM, CEFORTH 1 g inj.

Efeitos adversos

As cefalosporinas são geralmente bem toleradas, mas são mais tóxicas do que a penicilina.

1. *A dor* após a injeção i.m. ocorre com muitas cefalosporinas. Pode ocorrer tromboflebite na injeção i.v.

2. *A diarreia* devida à alteração da ecologia intestinal ou ao efeito irritante é mais frequente com a cefradina oral e a cefoperazona parentérica, que é significativamente excretada na bílis.

3. *As reacções de hipersensibilidade* causadas pelas cefalosporinas são semelhantes às da penicilina, mas a incidência é menor. As erupções cutâneas são a manifestação mais frequente, mas também ocorreram anafilaxia, angioedema, asma e urticária. Cerca de 10% dos doentes alérgicos à penicilina apresentam reatividade cruzada com as cefalosporinas. As pessoas com antecedentes de reacções do tipo imediato à penicilina não devem receber uma cefalosporina. Os testes cutâneos de sensibilidade às cefalosporinas não são fiáveis. Um **teste de Coombs** positivo ocorre em muitas pessoas, mas a hemólise é rara.

4. *Nefrotoxicidade* A cefalotina e algumas outras têm nefrotoxicidade de baixo grau que pode ser acentuada por doença renal pré-existente, administração concomitante de um aminoglicosídeo ou de um diurético de ansa.

5. Ocorre *hemorragia* com cefalosporinas com uma substituição metiltiotetrazol ou semelhante na posição 3 (cefoperazona, ceftriaxona). Isto deve-se à hipoprotrombinemia causada pelo mesmo mecanismo que a varfarina e é mais frequente em doentes com cancro, infeção intra-abdominal ou insuficiência renal.

6. A neutropenia e a trombocitopenia são efeitos adversos raros registados com a ceftazidima e alguns outros medicamentos.

7. Foi notificada uma interação semelhante à do dissulfiram com a cefoperazona.

Utilizações:

A. Infecções dentárias:

1. Como alternativa à penicilina/amoxicilina, especialmente em doentes que desenvolvem erupções cutâneas ou outras reacções alérgicas mais ligeiras (mas não hipersensibilidade imediata) e em casos de infeção resistente à penicilina/amoxicilina.

2. *As cefalosporinas de 1ª e 2ª geração activas por via oral são principalmente prescritas para infecções orodentárias.* Os agentes de primeira geração, como a cefalexina ou o cefadroxil, são utilizados devido à sua elevada atividade contra bactérias aeróbias gram-positivas e à sua boa penetração no osso alveolar (como a cavidade dentária).

3. Os compostos de segunda geração, como a cefuroxima axetil e o cefaclor, são as cefalosporinas preferidas para indicações dentárias. As cefalosporinas são especialmente valiosas para as infecções orodentárias causadas por *Klebsiella*,

que, embora raras, podem ocorrer em doentes neutropénicos. Os anaeróbios são menos proeminentes na celulite gengival aguda, que frequentemente responde rapidamente às cefalosporinas.

4. A cefalexina e o cefadroxil são alternativas à amoxicilina para a profilaxia da infeção local de feridas, bem como da endocardite bacteriana após cirurgia dentária em doentes predispostos.

B. UTILIZAÇÕES MÉDICAS GERAIS:

As cefalosporinas são atualmente muito utilizadas na medicina.

1. Como alternativa à PnG em doentes alérgicos (exceto em caso de hipersensibilidade imediata), pode ser utilizado um dos compostos de primeira geração.

2. Infecções respiratórias, urinárias e dos tecidos moles causadas por organismos gram-negativos, especialmente *Klebsiella, Proteus, Enterobacter e Serratia.*

3. Infecções estafilocócicas produtoras de penicilinase.

4. Septicemias causadas por organismos gram-negativos: um aminoglicosídeo pode ser combinado com uma cefalosporina.

5. Profilaxia cirúrgica: A cefazolina é utilizada na maioria dos tipos de cirurgias.

6. Meningite causada por *H. influenzae,* Enterobacteriaceae: a cefuroxima, a cefotaxima e a ceftriaxona têm sido especialmente utilizadas. A ceftazidima + gentamicina é a terapia mais eficaz para a meningite *por Pseudomonas.*

7. Gonorreia causada por organismos produtores de penicilinase: a ceftriaxona é um medicamento de primeira escolha para a terapêutica de dose única. A cefuroxima e a cefotaxima também têm sido utilizadas para este efeito.

8. Infecções hospitalares resistentes aos antibióticos habitualmente utilizados: cefotaxima, ceftizoxima ou um medicamento de quarta geração podem funcionar.

9. Profilaxia e tratamento de infecções em doentes neutropénicos: ceftazidima ou outro composto de terceira geração, isoladamente ou em combinação com um aminoglicosídeo.

MONOBACTOS

AZTREONAM

Trata-se de um novo antibiótico ß-lactâmico em que falta o outro anel (daí o monobactam).

Espectro antibacteriano

Inibe bacilos entéricos gram-negativos e *H. influenzae* em concentrações muito baixas e *Pseudomonas* em concentrações moderadas, mas não inibe cocos gram-positivos ou anaeróbios fecais.

É resistente às ß-lactamases gram-negativas.

Indicações:

Infecções hospitalares adquiridas com origem nos tractos urinário, biliar, gastrointestinal e genital feminino. A ausência de sensibilidade cruzada com outros antibióticos ß-lactâmicos parece ser a caraterística mais promissora do aztreonam: permite a sua utilização em doentes alérgicos a penicilinas ou cefalosporinas.

Não existe uma indicação específica para o uso de aztreonam em medicina dentária.

Dose: 0,5-2 g i.m. ou i.v. 6-12 horas.

Preparações: AZENAM, TREZAM 0,5 g, 1 g, 2 g por frasco para injectáveis inj.

CARBAPENEMS

IMIPENEM

Trata-se de um antibiótico ß-lactâmico extremamente potente e de largo espetro.

Espectro antibacteriano:

Cocos Gram-positivos, Enterobacteriaceae, *Ps. aeruginosa, Listeria*, bem como anaeróbios como *Bact. Fragilis* e *Cl. difficile*.

É resistente à maioria das ß-lactamases e inibe os estafilococos produtores de penicilinase.

Indicações:

O imipenem-cilastatina 0,5 g i.v. de 6 em 6 horas (máx. 4 g/dia) provou ser eficaz numa vasta gama de infecções hospitalares graves, incluindo em doentes neutropénicos, com cancro e com SIDA, mas foi ultrapassado pelo meropenem.

O imipenem tem propensão para induzir convulsões em doses mais elevadas e em doentes predispostos. Diarreia, vómitos e erupções cutâneas são os outros efeitos secundários.

Preparações: IMINEM, LASTINEM 250 mg + 250 mg/vial e 500 mg + 500 mg/vial inj.

MEROPENEM

Este novo carbapenem não é hidrolisado pela peptidase renal; não necessita de ser protegido por cilastatina.

Espectro antibacteriano:

Ativo contra bactérias gram-positivas e gram-negativas, aeróbios e anaeróbios e não é destruído por muitas β-lactamases.

Indicações:

O meropenem é um medicamento de reserva para o tratamento de infecções nosocomiais graves, como septicemia, neutropenia febril, infecções intra-abdominais e pélvicas, etc., causadas por bactérias resistentes às cefalosporinas. Pode também ser utilizado em infecções orodentárias graves/difíceis de tratar.

Efeitos secundários:

Os efeitos adversos do meropenem são semelhantes aos do imipenem, mas é menos provável que cause convulsões.

Dose: 0,5-2,0 g (10-40 mg/kg) por injeção i.v. lenta, de 8 em 8 horas.

Preparações: MERONAM, MENEN, UBPENEM 0,5, 1,0 g/frasco para injectáveis.

FAROPENEM

Antibiótico β-lactâmico carbapenem que é ativo por via oral contra muitas bactérias grampositivas e gram-negativas, incluindo alguns anaeróbios. *Strep. pneumoniae, H. influenzae* e *Moraxella catarrhalis* são altamente susceptíveis.

Tem sido utilizado principalmente em infecções respiratórias, otorrinolaringológicas e geniturinárias. Os efeitos secundários habituais são diarreia, dores abdominais, náuseas e erupções cutâneas.

Dose: 200-300 mg TDS oral

Preparações: FARONEM 100, 200 mg tab

Capítulo 3. PROFILAXIA ANTIBIÓTICA

A profilaxia antibiótica é recomendada para controlar a bacteriemia após procedimentos dentários que possam causar endocardite infecciosa.

De acordo com a Associação Americana de Endodontistas (AAE)[6] (2012), a profilaxia antibiótica é recomendada *apenas para os* doentes *com maior risco* de resultados adversos de endocardite infecciosa, que são

1) Válvula cardíaca protética
2) Endocardite infecciosa anterior
3) Doença cardíaca congénita (CHD)* -

- DCC cianótica não reparada, incluindo shunts e condutas paliativas.
- Defeito cardíaco congénito completamente reparado com material ou dispositivo protético
- Quer seja colocado por cirurgia ou por cateter durante os primeiros seis meses após o procedimento.
- CHD reparado com defeitos residuais no local ou adjacente ao local de um remendo protético ou dispositivo protético.

4) Receptores de transplante cardíaco que desenvolvem valvulopatia cardíaca

*A profilaxia antibiótica não é recomendada para outras formas de CHD[11]

Também é recomendada para doentes imunocomprometidos, como em casos de quimioterapia, receptores de transplantes de órgãos ou enxertos de tecidos, doentes com diabetes dependentes de insulina com cateteres de demora quando a contagem de glóbulos brancos é inferior a 2500. Também os doentes com risco de disseminação hematogénica em substituições totais de articulações requerem profilaxia[5] . No pós-operatório, está indicada em casos de reimplantação de dentes .[12]

PROCEDIMENTOS DENTÁRIOS EM RISCO:

Todos os procedimentos dentários que envolvam a manipulação do tecido gengival ou da região periapical dos dentes ou a perfuração da mucosa oral[11] (não inclui injecções de anestesia local de rotina através de tecido não infetado)

Profilaxia antibiótica para procedimentos dentários - todos os regimes são uma dose única administrada 30 a 60 minutos antes do procedimento.

Regime oral padrão	Adultos: 2,0 g de amoxicilina
Regime oral alternativo para doentes alérgicos à penicilina doentes que estão atualmente a tomar um antibiótico da classe das penicilinas	**Adultos:** 2,0g Cefalexina ou outra ,1st ou cefalosporina de 2ª geração em dose equivalente OU 600 mg de clindamicina OU 500 mg de azitromicina ou claritromicina
Doentes incapazes de tomar medicamentos orais	**Adultos:** 2,0 g de Ampicilina 1M ou IV

	OU 1,0 g IM ou IV Cefazolina ou ceftriaxona*
Regime alternativo IM/IV para doentes alérgicos à penicilina e incapazes de tomar medicamentos orais	**Adultos:** 1,0 g 1M ou IV Cefazolina ou ceftriaxona* OU 600mg 1M ou Clindamicina IV

As cefalosporinas devem ser utilizadas com precaução em doentes com alergia à penicilina, uma vez que cerca de 5% a 15% dos doentes alérgicos à penicilina apresentam reatividade cruzada com as cefalosporinas, especialmente as de primeira e segunda geração.

Embora a incidência de bacteremias após tratamento dentário esteja bem documentada, faltam frequentemente dados sobre os microrganismos exactos e as suas concentrações presentes na amostra de sangue. O sangue é rapidamente eliminado da bacteriémia dentro de 15 a 50 minutos, mas isto depende do facto de a bacteriémia se dever ao procedimento ou simplesmente a um procedimento muito curto, como o uso de fio dentário. Uma vez que os pulmões, o baço, o fígado e o sistema reticuloendotelial são muito eficientes na remoção de microrganismos do sangue, é provável que muitas destas bacteriémias tenham uma duração muito inferior a 15 minutos. É impossível determinar a causalidade em qualquer caso de endocardite supostamente resultante de tratamento dentário, a menos que o organismo seja geneticamente identificado como sendo o mesmo na válvula cardíaca infetada e na boca. Os VGS (estreptococos do grupo Viridans) são habitantes ubíquos dos tractos GI, GU e faríngeo, bem como da pele e da conjuntiva.

Além disso, é igualmente impossível determinar se a bacteriemia teve origem no tratamento dentário ou se resultou das actividades diárias de higiene oral, antes ou depois do tratamento dentário.

Postulou-se, então, que a profilaxia antibiótica pode prevenir a endocardite não por atividade bactericida, mas antes por impedir a adesão dos micróbios à vegetação valvular ou por eliminar as bactérias uma vez ligadas às válvulas danificadas. A redução da adesão pode ocorrer através da alteração da parede celular e da expressão da adesão pelos beta-lactâmicos, mas esse mecanismo não se aplica provavelmente aos agentes bacteriostáticos. A probabilidade de os antibióticos matarem ou inibirem os microrganismos depois de estes se fixarem na vegetação trombótica não bacteriana (endocardite) da válvula e de ficarem presos em camadas sucessivas de plaquetas e fibrina parece remota .[13]

Os comprimidos de dieta vulgarmente conhecidos como "fen-fen" têm uma propensão para causar defeitos nas válvulas cardíacas. Os medicamentos fenfluramina (Pondamin®) ou dexfenfluramina (Redux®), com ou sem fentermina (Adipex® ou Fastin®), têm sido associados a um desenvolvimento alarmante de defeitos permanentes e graves das válvulas cardíacas, principalmente em mulheres. Os doentes que tomaram estes comprimidos de dieta, mesmo durante um curto período de tempo, devem ser medicados previamente, a menos que um ecocardiograma tenha provado que o seu coração está a funcionar corretamente .[9]

PROFILAXIA DA INFECÇÃO PELO VIH[7]

Os profissionais de saúde, incluindo os dentistas e outros, que são acidentalmente expostos ao risco de infeção pelo VIH através de agulhas ou outros ferimentos cortantes, contacto com sangue, saliva ou outros fluidos biológicos de doentes ou por transfusão de sangue, devem ser considerados para a **profilaxia pós-exposição** (PEP). O objetivo da PEP é suprimir a replicação viral local antes da disseminação, para que a infeção seja abortada. No entanto, a PEP não é necessária quando o contacto é apenas com a pele intacta ou com a membrana mucosa por apenas algumas gotas durante um curto período de tempo. A Organização Nacional de Controlo da SIDA (NACO, Índia) recomenda 2 tipos de regimes para a PEP, dependendo da magnitude do risco de transmissão do VIH.

Regime básico (2 medicamentos) (para baixo risco)*

Zidovudina 300 mg + Lamivudina 150 mg duas vezes por dia durante 4 semanas

Regime alargado (3 medicamentos) (para alto risco)[$]

Zidovudina 300 mg + Lamivudina 150 mg + Indinavir 800 mg Duas vezes por dia Três vezes por dia Todas durante 4 semanas

**Baixo risco*

- Quando a fonte é VIH positiva, mas assintomática, com um título baixo de ARN do VIH e uma contagem elevada de células CD4.

- A exposição é feita através da membrana mucosa, ou arranhão superficial, ou através de agulha fina e sólida.

[$]*Risco elevado*

- Quando a fonte é um doente com SIDA sintomático com um título elevado de ARN do VIH ou uma contagem baixa de CD4.

- A exposição ocorre através de grandes salpicos ou de contacto de longa duração com uma grande área com membranas mucosas ou pele desgastada ou através de uma agulha oca de grande calibre, punção profunda, com sangue visível do doente na agulha.

Capítulo 4. Utilização terapêutica

UTILIZAÇÃO TERAPÊUTICA DE ANTIBIÓTICOS EM ENDODONTIA

INDICAÇÕES PARA A UTILIZAÇÃO DE ANTIBIÓTICOS :[3,14]

1. Em conjugação com um tratamento endodôntico adequado para infecções progressivas ou persistentes com celulite, osteomielite e/ou sinais e sintomas sistémicos como febre, mal-estar e linfadenopatia

2. Se o inchaço continuar a alastrar apesar das tentativas de desinfetar o sistema de canais radiculares e estabelecer a drenagem.

3. Se as bactérias forem demasiado virulentas ou se o sistema imunitário se tornar demasiado fraco para controlar o seu crescimento.

CONTRA-INDICAÇÕES PARA A UTILIZAÇÃO DE ANTIBIÓTICOS :[14]

1. Pulpite irreversível com ou sem periodontite perirradicular aguda (sem sinais sistémicos de infeção).
2. Periodontite local sintomática.
3. Inchaço localizado
4. Drenagem do trato sinusal

NECESSIDADE DE ANTIBIÓTICOS COM BASE NO ESTADO DO DOENTE[14]

Estado dos doentes	Estado da drenagem	Necessidade de antibióticos
Sem envolvimento sistémico	Drenagem suficiente	Não é necessário
Sem envolvimento sistémico	Drenagem insuficiente	Parecer clínico
Envolvimento sistémico	Controlo de drenagem suficiente	Parecer clínico
Envolvimento sistémico	Drenagem insuficiente	Necessidade de antibiótico

Recentemente, foram publicados alguns relatórios que recomendam o uso de antibióticos, anti-histamínicos, anti-inflamatórios e outros agentes para prevenir crises endodônticas. A maioria dessas substâncias é amplamente utilizada em excesso, desnecessária e potencialmente perigosa. Walton e Foaud realizaram um estudo com 946 pacientes e relataram que a incidência de dor pós-operatória foi de 3,17%. Tendo em conta o problema de possíveis alergias a antibióticos, a dificuldade em selecionar o agente antimicrobiano correto e a forte informação de que o surto será extremamente infrequente, parece que a utilização destes agentes não é eficaz. Existem alguns casos em que um antibiótico deve ser utilizado quando da abertura de um dente assintomático com lesão periapical, mas que essa não deve ser uma modalidade de tratamento constante. Selden relatou que informar o paciente sobre a possibilidade de um surto é uma parte importante das instruções após o início da terapia endodôntica. Em vez de prescrever antecipadamente para uma condição que, com toda a probabilidade, não ocorrerá, é melhor manter o contacto com o paciente (por exemplo, após o tratamento inicial de um abcesso periapical agudo ou, se desejarmos, após o tratamento de um dente assintomático com uma lesão periapical) e depois prescrever quando se justificar .[15]

Além disso, Shah Imran Syed realizou um estudo sobre a utilização profiláctica de antibióticos para prevenir o aparecimento de crises no tratamento endodôntico e não encontrou qualquer relação entre a utilização profiláctica de antibióticos e a redução dos sintomas pós-operatórios .[16]

TIPOS DE ANTIBIÓTICOS UTILIZADOS EM ENDODONTIA

Estas podem ser divididas em duas categorias:

1. Grupo de antibióticos da penicilina.
2. Grupo de antibióticos não penicilínicos.

TIPOS DE PENICILINA PARA UTILIZAÇÃO DURANTE A TERAPIA ENDODÔNTICA[15]

Medicamentos	Dosagem para adultos	Comentários
PENICILINA DE POTÁSSIO V	250 a 500 mg 4 vezes/dia	Especificamente desenvolvido para administração oral; foram desenvolvidos níveis muito elevados de penicilina; a sua utilização é extremamente ampla e bem sucedida há 20 anos
AMINOPENCILINA, AMPICILINA	1 a 4g em doses divididas e administradas de 6 em 6 horas	Não é resistente à penicilinase, mas tem um espetro mais alargado do que a penicilina V de potássio
AMOXICILINA	250 a 500 mg de 8 em 8 horas	A vantagem em relação à penicilina V e à ampicilina é que pode ser utilizada em três doses, em vez de quatro, e proporciona níveis sanguíneos elevados durante períodos mais longos; substitui outras formas de penicilina como fármaco de eleição para a prevenção da EEB, de acordo com as diretrizes da American Heart Association (AHA).
PENICILINASE PENICILINAS RESISTENTES	250 a 500 mg de 6 em 6 horas	Eficaz contra os microrganismos produtores de penicilinase, mas fraco contra outros; a única utilização adequada é contra os estafilococos produtores de penicilinase.
BETA-LACTAMASE INIBIDORES Amoxicilina e Clavulante Potássio	Amoxicilina 250mg+ácido clavulânico ou Amoxicilina 500mg+ Ácido clavulânico 127 mg de 8 em 8 horas.	Amplo espetro contra anaeróbios gram positivos e gram negativos; além disso, devido à porção de clavulanato, é eficaz contra microrganismos produtores de beta-lactamase, que são normalmente resistentes à penicilina e à cefalosporina.

ANTIBIÓTICOS NÃO PENICILÍNICOS PARA UTILIZAÇÃO DURANTE A TERAPIA ENDODÔNTICA[15]

Medicamentos	Dosagem para adultos	Comentários
Eritromicina	250 a 500 mg 4 vezes/dia	Dependendo do tipo de microrganismo e da concentração do fármaco, é bactericida ou bacteriostático; bom espetro antibacteriano; o único problema grave é que os doentes sofrem de gastrite grave, mesmo quando ingeridos por via oral com o estômago vazio.
P CE (partículas de eritromicina em comprimidos)	333 mg de 8 em 8 horas	Devido a um revestimento especial para inativar a acidez gástrica, é absorvido no intestino delgado e não no estômago, causando menos perturbações gástricas; embora possa ser tomado sem ter em conta as refeições, os níveis sanguíneos ideais são obtidos em jejum (1/2 a 2 horas antes das refeições).
Clindamicina	150 a 300 mg de 6 em 6 horas; para infecções graves, 300 a 450 mg de 6 em 6 horas; para pré-medicação de doentes com SBE/febre reumática, 600 mg 1 hora antes do procedimento	Antibacteriano de largo espetro com grande eficácia contra anaeróbios gram-negativos, incluindo Prevotella, do que a eritromicina; o efeito secundário grave é a colite pseudomembranosa, que ocorre com diarreia, pelo que só deve ser utilizado quando os antibacterianos de espetro semelhante são ineficazes.
Classificação das cefalosporinas: Primeira geração 2nd generation 3rd generation	250 mg de 6 em 6 horas 250 mg de 8 em 8 horas 1 a 2 g a cada 12 horas, IV ou IM	Antimicrobiano de largo espetro muito popular; verificar a sensibilidade do doente à penicilina; existe uma sensibilidade cruzada de 10% a 15% às cefalosporinas. As gerações mais recentes são mais eficazes contra os organismos gram-negativos e menos eficazes contra os organismos gram-positivos. Têm eficácia contra infecções ósseas, pelo que são boas em endodontia.
Doxiciclina	100mg de 12 em 12 horas no 1º dia, 100mg/dia depois disso	Trata-se de uma tetraciclina com uma forma de dosagem mais conveniente; deve ser respeitado o regime de dosagem, caso contrário ocorrem mais efeitos secundários; útil em lesões endo-perio.
Fluoroquinolona Ciprofloxacina	250 a 500 mg de 12 em 12 horas	Amplo espetro com um esquema de dosagem conveniente; funciona bem contra muitas

		espécies grampositivas e gram-negativas; não utilizar em crianças e mulheres grávidas e a amamentar
Metronidazol	Dose de carga: 1 g IV Dose de manutenção: 400 mg de 8 em 8 horas; ambos devem ser administrados em perfusão não superior a 1 hora Dose oral: 400 mg de 8 em 8 horas, Não exceder 4 g/dia	Agente antiprotozoário e antibacteriano sintético oral com espetro antibacteriano contra espécies de Prevotella e outros anaeróbios gram-negativos; bom medicamento para administrar juntamente com a penicilina para cobertura contra bactérias gram-positivas e negativas; ocorrem vómitos quando se ingere álcool enquanto se toma este medicamento
Macrólidos Azitromicina	500 mg na primeira dose diária, seguidos de 250 mg por dia durante 2 a 5 dias, tomados com o estômago vazio; para doentes com SBE/febre reumática, 500 mg 1 hora antes do procedimento	Liga-se reversivelmente ao local P da subunidade ribossómica 50 S; pode inibir a síntese proteica dependente do ARN; pode ser bacteriostático ou bactericida; deve ser utilizado com precaução devido à resistência bacteriana; ambos podem ser utilizados como alternativa para os doentes alérgicos à penicilina.
Claritromicina	250 a 500 mg de 12 em 12 horas, pode ser tomado sem ter em conta as refeições	

A penicilina V é o antibiótico de eleição devido à sua eficácia em infecções polimicrobianas, espetro relativamente estreito para as bactérias encontradas nas infecções endodônticas, baixa toxicidade e baixo custo. Embora o metronidazol tenha uma eficácia relativamente fraca por si só, em combinação com a penicilina V, a suscetibilidade das bactérias é praticamente a mesma que a da amoxicilina. A amoxicilina e a amoxicilina/clavulanato estão indicadas para o tratamento de doentes imunocomprometidos, que podem ter infecções odontogénicas com bactérias não orais. A amoxicilina e a amoxicilina/clavulanato podem também ser indicadas para as infecções mais graves, devido aos seus níveis plasmáticos mais rápidos e sustentados. A clindamicina continua a ser uma excelente alternativa para os doentes alérgicos às penicilinas. A claritromicina parece ser uma alternativa à eritromicina para as infecções ligeiras quando a penicilina não pode ser prescrita .[17]

A eritromicina é o substituto mais popular da penicilina, mas a forma de éster de estolato da eritromicina pode causar hepatite colestática. A doença começa após 10 a 20 dias de tratamento e todas as manifestações deste efeito secundário desaparecem normalmente em poucos dias após a interrupção do medicamento. Pensa-se que esta reação é uma resposta alérgica ao éster de estolato e pode ser evitada não utilizando a forma de estolato da eritromicina .[18]

Noventa e oito espécies de bactérias de infecções endodônticas foram isoladas e depois testadas quanto à suscetibilidade aos antibióticos. Contra as 98 estirpes, a penicilina V foi 85% eficaz, a amoxicilina foi 91% eficaz, o Augmentin™ foi 100% eficaz, a clindamicina foi 96% eficaz, o metronidazol foi apenas 45% eficaz, mas quando associado à amoxicilina, a eficácia aumentou para 99% .[19]

O rácio médio do pico de concentração do antibiótico na lesão/soro foi mais baixo para a benzilpenicilina (0,4 à 1h), seguido pela eritromicina (0,75 à 1h), clindamicina (0,96 à 4h) e lincomicina (1,07 à 4h). Os dois últimos antibióticos tiveram uma melhor permeação das lesões perirradiculares, mas apresentaram um pico de concentração mais tardio. Em conjunto, estes estudos mostram que os antibióticos podem permear os tecidos vitais pulpares e perirradiculares em poucas horas em níveis que podem atingir a CIM (concentração inibitória mínima) para alguns agentes patogénicos, mas que a permeação do espaço pulpar vazio pode demorar dias, e é presumivelmente por difusão .[10]

Mark et al referiram que a administração de penicilina sistémica no pós-operatório não reduziu significativamente a dor, a sensibilidade à percussão ou o inchaço .[20]

A gravidade da dor pós-operatória imediata excede por vezes ligeiramente o nível pré-tratamento, simplesmente devido à inflamação .[20]

Existe uma falta de conhecimento sobre a indicação, o tipo, a dosagem e os antibióticos corretos na prática dentária .[21]

Yingling Nicole M efectuou um inquérito sobre a utilização de antibióticos pelos membros da Associação Americana de Endodontistas e referiu que a duração média da terapêutica antibiótica foi de 7,58 dias. As cefalosporinas e a clindamicina foram prescritas durante 5-7 dias e a amoxicilina durante 7-10 dias. Os antibióticos foram prescritos em casos de pulpite irreversível em 34,7% dos casos, em casos de pulpite irreversível com periodontite apical em 13,29% dos casos, em polpas necróticas com periodontite apical aguda em 53,93% dos casos, em polpas necróticas com periodontite apical com trato sinusal em 11,91% dos casos. Nos casos de polpa necrótica com periodontite apical aguda e tumefação, 99,21% dos dentistas prescreveram antibióticos. Quando a circulação pulpar está comprometida, os antibióticos sistémicos não atingem concentrações terapêuticas na polpa .[22]

A remoção da fonte de infeção é suficiente. Na realidade, a infeção tem de ser persistente ou sistémica para justificar a necessidade de antibióticos e nunca deve ser prescrita a pedido do doente, "por precaução" ou porque é véspera de um fim de semana ou feriado .[22]

As expectativas dos doentes (8%), a pressão do tempo e da carga de trabalho (30%) e os antecedentes sociais dos doentes (8%) foram responsáveis por um grande número de factores não clínicos responsáveis pela prescrição de antibióticos .[23]

O Centro de Controlo e Prevenção de Doenças (CDC) estima que, todos os anos, cerca de 100 milhões de antibióticos são prescritos por médicos em consultórios e que aproximadamente metade dessas prescrições são desnecessárias. Os doentes devem ser aconselhados a não exigir um antibiótico quando o prestador de cuidados de saúde determina que não é adequado. Cada prescrição deve ser terminada e os antibióticos que sobram ou os antibióticos prescritos para outra pessoa nunca devem ser tomados[24]

Assim, os endodontistas estavam, de facto, a prescrever antibióticos em excesso. A dor pós-operatória após a instrumentação deve-se normalmente a uma inflamação perirradicular e não a uma infeção .[22]

A maioria das lesões periapicais endodônticas crónicas não são lesões infectadas, mas sim lesões inflamatórias. A inflamação é maioritariamente causada pelas toxinas bacterianas, pelos seus subprodutos metabólicos nocivos ou pela desintegração do tecido pulpar do canal radicular .[18]

Por conseguinte, não é necessário prescrever antibióticos, exceto em casos com envolvimento sistémico/ linfadenopatia .[22]

As infecções orofaciais persistem por um curto período de tempo, ou seja, 2-7 dias, especialmente se a causa for eliminada quando a infeção está a desaparecer ou já desapareceu, o medicamento deve ser eliminado. A utilização prolongada e a dose ineficaz podem levar ao desenvolvimento de espécies resistentes .[22]

Capítulo 5. RESISTÊNCIA AOS ANTIBIÓTICOS

Tem havido um número crescente de diferentes tipos de bactérias que se tornaram resistentes a alguns antibióticos: Mycobacterium tuberculosis, algumas formas de Staphylococcus aureus, alguns Enterococci, estirpes de gonorreia e outras. Os antibióticos "clássicos" que costumavam matar estes organismos, de forma bastante rápida e agradável, já não funcionam.

Atualmente, por vezes, é necessário utilizar combinações de antibióticos em simultâneo, por vezes durante semanas a fio, ou talvez seja necessário administrar um antibiótico completamente novo.

Antigamente, muitas das infecções acima mencionadas podiam ser tratadas com medicamentos orais, e algumas de menor gravidade podiam ser tratadas com cremes antibióticos. Atualmente, os antibióticos têm frequentemente de ser administrados por via intravenosa. Mesmo com toda esta tecnologia (combinação de antibióticos, utilização de antibióticos recentemente desenvolvidos), por vezes as bactérias continuam a vencer e o doente pode morrer .[25]

Os microrganismos desenvolveram sete mecanismos principais para contornar as acções bactericidas ou bacteriostáticas dos agentes antimicrobianos: (1) inativação enzimática, (2) modificação/proteção do local-alvo (recetor), (3) limitação do acesso ao local-alvo (alteração da permeabilidade da parede celular ou da membrana), (4) efluxo ativo do fármaco para fora da célula, (5) incapacidade de ativar o antibiótico no interior da célula, (6) utilização de requisitos de crescimento alternativos e (7) sobreprodução de locais-alvo.

As bombas de efluxo de antibióticos multidroga foram adaptadas pelos microrganismos do seu objetivo original de expulsar produtos residuais ou toxinas para um meio muito eficiente de resistência aos antibióticos. Foram descritos mais de 50 sistemas de efluxo deste tipo (bombas de efluxo de múltiplos fármacos, proteínas de efluxo da membrana citoplasmática) em funcionamento em muitos microrganismos.

Os antibióticos para o tratamento da infeção orofacial aguda são frequentemente utilizados em doses demasiado baixas e durante demasiado tempo. Estas duas práticas favorecem o desenvolvimento e a expressão da resistência microbiana. O princípio da dosagem de antibióticos continua a ser o mesmo que foi enunciado por Paul Ehrlich em 1913: "Bater forte e bater rápido". Os antibióticos devem ser utilizados de forma agressiva e por um período tão curto quanto compatível com a remissão da doença pelo doente .[5]

UTILIZAÇÃO DE ANTIBIÓTICOS NO FUTURO????

Algumas bactérias matam e ferem as células produzindo toxinas que danificam as membranas das células humanas. Uma vez criado um buraco na membrana celular, a célula morre quase sempre. A célula danificada tem muita dificuldade em manter fora o que deve ser mantido fora e em controlar o que precisa de ficar dentro. Sai demasiada substância X, entra demasiada água, os níveis de potássio alteram-se e a célula morre.

Quando as bactérias estão a crescer, libertam toxinas para o ambiente. Um glóbulo branco que vem em defesa das suas células irmãs tem bactérias; as toxinas aderem-lhe e são destruídas - tal como as células dos tecidos circundantes. Assim, se as toxinas bacterianas pudessem ser neutralizadas, não seriam capazes de atacar as células imunitárias quando estas se aproximassem das bactérias invasoras.

Os investigadores criaram pequenas vesículas chamadas **LIPOSSOMAS** que podiam atrair toxinas, tal como as membranas celulares atraem as toxinas. Mas quando as toxinas se ligam a este lipossoma artificial, ficam presas e não conseguem atacar as células humanas circundantes. À medida que mais **LIPOSSOMAS** sugavam as toxinas, havia menos disponíveis para se ligarem e destruírem células saudáveis como os glóbulos brancos. Os glóbulos brancos podiam então atacar e destruir as bactérias invasoras, acabando por eliminar a infeção. Muitas vezes isto acontece sem que sejam administrados quaisquer antibióticos.

Os **LIPOSSOMOS** são basicamente gotículas de tamanho microscópico de gorduras naturais que podem atrair e ligar algumas toxinas bacterianas. Actuam como um "chamariz de toxinas". A toxina entra em contacto com o lipossoma, liga-se a ele e torna-se inútil.

Os cientistas utilizaram esta técnica em ratos. Funcionou contra infecções com dois tipos diferentes de bactérias: Staphylococcus aureus e Streptococcus pneumoniae. Em ambos os casos, os ratos infectados experimentalmente, aos quais foram administrados os lipossomas, sobreviveram após as infecções, mesmo quando não lhes foram administrados antibióticos, enquanto os ratos de controlo morreram.

Talvez, se necessário, quando utilizados em seres humanos, os lipossomas possam ser adicionados aos antibióticos em infecções muito graves e potencialmente fatais, se necessário. Desta forma, atacam as bactérias e atacam uma das suas armas ao mesmo tempo.

Até agora, esta técnica só pode funcionar contra certas bactérias específicas. Estas têm de ser Gram positivas e produzir citotoxinas que possam ser inactivadas pelos lipossomas. Uma vez que os lipossomas não são antibióticos, as bactérias não podem tornar-se resistentes a eles .[25]

Capítulo 6. Antibióticos locais

ADMINISTRAÇÃO LOCAL DE ANTIBIÓTICOS[10]

Os antibióticos são geralmente eficazes durante o ciclo reprodutivo das células bacterianas, pelo que não seriam adequados para uma utilização a curto prazo como solução de irrigação. A utilização de certos antibióticos, como a tetraciclina-HCl, como irrigantes endodônticos pode ter outro benefício, que é a remoção da smear layer, permitindo assim uma melhor limpeza do sistema de canais radiculares. No entanto, no que respeita ao uso antimicrobiano, que é o que poderia potencialmente reduzir a irritação bacteriana e os sintomas endodônticos, os antibióticos têm sido geralmente utilizados como medicamentos inter-agulhas.

A clindamicina é um antibiótico bactericida potente. A administração sistémica de clindamicina está associada à ocorrência ocasional de diarreia, colite pseudomembranosa causada pelo crescimento excessivo de *Clostridium difficile*. Por conseguinte, a aplicação local do medicamento pode ser vantajosa para minimizar estes efeitos secundários sistémicos. Num estudo clínico, a clindamicina demonstrou ser comparável ao hidróxido de cálcio na eliminação de bactérias dos canais radiculares e também não ser eficaz contra os enterococos. Recentemente, fibras de acetato de vinil etileno impregnadas com clindamicina foram investigadas *in vitro* e revelaram-se eficazes contra outros agentes patogénicos endodônticos comuns.

Capítulo 7. DISCUSSÃO

A dor é uma complicação frequente associada ao tratamento endodôntico e tem um grande impacto na qualidade de vida. A dor pós-operatória após procedimentos endodônticos é uma ocorrência indesejável tanto para os pacientes como para os clínicos.

A dor endodôntica resulta de um processo inflamatório, que está mais frequentemente relacionado com factores microbianos, mecânicos ou químicos. As infecções endodônticas podem manifestar-se sob a forma de necrose pulpar, periodontite apical aguda, abcesso perirradicular agudo e abcesso perirradicular crónico .[10,20]

As infecções do canal radicular são infecções polimicrobianas causadas por bactérias, alguns fungos e alguns vírus .[3]

Os agentes antibacterianos, vulgarmente designados por antibióticos, são prescritos na prática endodôntica para fins terapêuticos ou profilácticos.

Os antibióticos não são uma alternativa, mas apenas um complemento à intervenção dentária .[12]

Qualquer infeção deve ser persistente ou sistémica para justificar a necessidade de antibióticos. A dor isolada ou o inchaço localizado não requerem tratamento antibiótico. O inchaço ou a febre que aumentam num período de 24 a 72 horas podem indicar que a infeção se está a propagar. Mesmo que sejam utilizados antibióticos, o sistema imunitário não pode funcionar de forma óptima até que a purulência seja eliminada. A drenagem estimula a cicatrização, alivia a pressão, melhora a circulação e elimina as bactérias .[26]

Os antibióticos não fazem efeito porque não conseguem chegar ao local devido à falta de circulação.

A contribuição dos dentistas para o problema da resistência aos antibióticos pode ser substancial, uma vez que os dentistas prescrevem aproximadamente 10% de todos os antibióticos prescritos. Não há provas de que os antibióticos sistémicos se justifiquem no tratamento da pulpite ou da periodontite apical, no pré ou no pós-operatório.

Os antibióticos estão indicados para pacientes com aumento de inchaço, linfadenopatia, infeção progressiva, celulite, osteomielite, trismo e envolvimento sistémico, especialmente em pacientes imunocomprometidos. No entanto, os antibióticos não são necessários em casos de pulpite irreversível, periodontite perirradicular aguda, dentes com polpas necróticas e radiolucência, dentes com um trato sinusal (abcesso perirradicular crónico) e tumefacções flutuantes localizadas .[20]

Os ANTIBIÓTICOS são muito úteis porque matam as bactérias sem causar danos ao hospedeiro. Estes medicamentos atacam a estrutura celular e as vias metabólicas exclusivas das bactérias e não partilhadas com as células humanas. Os antibióticos habitualmente utilizados em endodontia são a cloxacilina, a dicloxacilina, a augmentina, a amoxicilina e o clavulanato de potássio, a amoxicilina, a aminopenicilina, a penicilina, a eritromicina, a azitromicina, a clindamicina, as cefalosporinas, a doxiciclina, a ciprofloxacina e o metronidazol.

A Food and Drug Administration (FDA) dos Estados Unidos da América estabeleceu quatro níveis de risco de medicamentos durante a gravidez: (A) sem risco demonstrado; (B) sem efeitos em animais, embora com inocuidade não demonstrada em humanos; (C) sem estudos realizados em animais ou em humanos, ou efeitos teratogénicos registados em animais sem a devida avaliação em humanos; e (D) efeitos teratogénicos no feto - estando a utilização do medicamento condicionada à obtenção de um benefício que supere os riscos. Um último grupo (X), por sua vez, contempla efeitos teratogénicos que ultrapassam qualquer possível benefício derivado do medicamento.

Nenhum antibiótico corresponde ao grupo A. Por outro lado, o grupo B (ou seja, que justifica precaução no tratamento durante a gravidez) contém os seguintes antibióticos: azitromicina, cefalosporinas, eritromicina, metronidazol e penicilinas com ou sem inibidores da beta-lactamase. O grupo C inclui, por sua vez, a claritromicina, as fluoroquinolonas e as sulfas (incluindo a dapsona). Por último, o grupo D inclui os aminoglicosídeos e as tetraciclinas.

Muitos antibióticos são ativamente eliminados através dos rins. A presença de insuficiência da função renal exige a redução da dose do medicamento, a fim de evitar concentrações plasmáticas excessivamente elevadas, que podem levar à toxicidade. O ajuste da dose pode ser efectuado reduzindo a quantidade administrada em cada dose ou aumentando o intervalo entre as doses (sem alterar a quantidade de fármaco). Medicamentos como a amoxicilina, o clavulanato de amoxicilina, a clindamicina, a doxiciclina, a eritromicina, o metronidazol, a azitromicina e a penicilina G são utilizados em doentes com insuficiência renal, com ajustes de dose de acordo com o grau de insuficiência renal, que é avaliado de acordo com a depuração da creatinina.

Alguns antibióticos são metabolizados no fígado, sendo depois eliminados na bílis. Em doentes com insuficiência hepática, a utilização destes antibióticos deve ser restringida para evitar toxicidade secundária a sobredosagem. A eritromicina, a clindamicina, o metronidazol e os medicamentos anti-tuberculose são antibióticos que requerem ajustes de dose quando administrados a doentes com insuficiência hepática.

Sempre que possível, em doentes com alguma doença hepática ativa, as tetraciclinas e os medicamentos anti-tuberculose devem ser evitados .[9]

A utilização mais eficaz dos antibióticos profilácticos consiste em regimes de curta duração, de dosagem elevada, que são activos contra os agentes patogénicos comuns.

A AAE (2012) recomendou a profilaxia antibiótica para a prevenção da endocardite infecciosa em doentes que apresentem uma válvula cardíaca protésica, história prévia de endocardite infecciosa, receptores de transplante cardíaco que desenvolvam valvulopatia e doença cardíaca congénita. Os antibióticos só devem ser prescritos para procedimentos dentários que possam causar bacteriemia transitória que possa causar colonização bacteriana e subsequente endocardite infecciosa. Estes procedimentos envolvem os tecidos gengivais ou a região periapical de um dente e para os procedimentos que perfuram a mucosa oral. Incluem-se aqui procedimentos como biópsias, remoção de suturas, colocação de bandas ortodônticas e injecções de anestesia local intraligamentares e intra-ósseas, mas não se incluem as injecções de anestesia local de rotina através de tecidos não infectados.

No entanto, a profilaxia antibiótica para endodontia não cirúrgica em pacientes com risco de endocardite infecciosa é controversa. A instrumentação intracanal causa bacteriemia, mas nunca foi associada a um caso comprovado de endocardite infecciosa. A magnitude da bacteriemia após várias manipulações orais (procedimentos de higiene oral, tratamento dentário) é de "baixo grau" ou "transitória". A incidência de bacteriémias com tratamento endodôntico situa-se entre 0% e 15%. As bacteriémias surgem diariamente na cavidade oral. A bacteriemia resultante das actividades normais da vida diária é 1000 a 8000 vezes maior do que a resultante de um procedimento de tratamento dentário.

As indicações controversas incluem os doentes dentários com dispositivos protésicos ortopédicos, cateteres de demora e defesas do hospedeiro comprometidas (imunossuprimidas). Os doentes dentários que se apresentam para tratamento com defesas do hospedeiro debilitadas, tais como em casos de quimioterapia, receptores de transplantes de órgãos ou enxertos de tecidos, diabetes insulino-dependentes, alcoólicos ou doentes com cateteres de demora (hemodiálise) podem beneficiar de profilaxia antibiótica se a sua contagem de glóbulos brancos for inferior a 2.500 (normal = 4.000-11.000). Atualmente, não se recomenda que os doentes com SIDA recebam profilaxia antibiótica de rotina antes do tratamento dentário. Os agentes patogénicos oportunistas comuns a esta doença não são susceptíveis aos antibióticos profilácticos de rotina e tal prática pode resultar no desenvolvimento de microrganismos resistentes aos antibióticos, resultando assim numa superinfeção grave .[13]

Os doentes sem baço não necessitam de profilaxia antibiótica antes do tratamento dentário, mas pode existir um consenso de que os doentes imunocomprometidos com uma contagem de glóbulos brancos < 500 a 1000 podem beneficiar de profilaxia antibiótica .[13]

Nos casos de dentes avulsionados, reimplantados e deslocados, a quimioprofilaxia pode ter de ser administrada no pós-operatório, desde que não haja contra-indicações médicas. Não existem recomendações sobre os antibióticos profilácticos mais adequados para a reimplantação de dentes avulsionados. Parece razoável prescrever antibióticos que sejam bactericidas contra os supostos agentes patogénicos e que atinjam concentrações elevadas no local do trauma. No entanto, não é possível fazer uma profilaxia que cubra todos os potenciais agentes patogénicos a que um dente avulsionado possa estar exposto .[22]

A reimplantação é, portanto, uma das raras situações em que a quimioprofilaxia pode ter de ser administrada no pós-operatório, assumindo que não existem contra-indicações médicas. Em pacientes submetidos a radioterapia, o valor da quimioprofilaxia para a terapia do canal radicular é duvidoso e não é recomendado por rotina .[12]

A profilaxia antibiótica não está indicada para a maioria dos doentes dentários com substituições totais de articulações ou para doentes com pinos, placas ou parafusos. No entanto, é aconselhável considerar a pré-medicação com antibiótico num pequeno número de pacientes que possam estar em risco potencial de sofrer uma infeção hematogénica da articulação total. Embora as bacteriémias possam causar a sementeira hematogénea de implantes de articulações totais, é provável que haja mais bacteriémias orais induzidas espontaneamente por eventos diários de rotina do que induzidas por tratamentos dentários. O risco de os doentes sofrerem reacções medicamentosas ou infecções bacterianas resistentes aos medicamentos e o custo dos medicamentos antibióticos, por si só, não justificam a prática da profilaxia antibiótica em doentes com articulações protésicas. No entanto, de acordo com a Associação Dentária Americana e a Academia Americana de Cirurgiões Ortopédicos, é necessária uma avaliação da profilaxia antibiótica em doentes com próteses articulares totais na presença de imunodeficiência, quando se contemplam procedimentos dentários de alto risco em doentes com próteses colocadas há menos de dois anos e em doentes que já sofreram infecções de próteses articulares no passado .[4,27]

A duração da administração de antibióticos depende da melhoria clínica do doente. Os doentes devem ser avaliados diariamente; quando houver provas clínicas suficientes de que as defesas do hospedeiro recuperaram o controlo da infeção, a terapêutica antibiótica deve ser interrompida. As infecções orofaciais não reaparecem se a fonte de infeção for devidamente erradicada e, por conseguinte, a ideia errada anterior de que os antibióticos devem ser prescritos durante um número fixo de dias já não é seguida .[4]

Infelizmente, um inquérito realizado por (Nicole) sobre a utilização de antibióticos pelos membros da AAE revelou que os antibióticos estavam a ser prescritos em excesso em muitos casos sem qualquer necessidade. Além disso, a escolha do antibiótico não era correta em muitos casos e a duração era também bastante longa .[21]

A resistência aos antibióticos tem sido um dos problemas de saúde pública mais prementes do mundo. A resistência aos antibióticos não é um problema novo. A penicilina e outros antibióticos, que inicialmente eram vistos como medicamentos milagrosos pela sua capacidade de curar doenças tão graves e muitas vezes mortais como a meningite bacteriana, a febre tifoide e a febre reumática, depressa foram desafiados por algumas estirpes desafiantes. A resistência aos antibióticos é um dos principais factores que contribuem para a doença, a morte e os custos resultantes das infecções hospitalares. A resistência aos antibióticos transformou em potenciais assassinos bactérias que anteriormente representavam uma pequena ameaça para a humanidade. As razões para o desenvolvimento da resistência antimicrobiana dividem-se em duas grandes categorias: prescrição excessiva por parte dos prestadores de cuidados de saúde e utilização incorrecta por parte dos doentes. Embora a sobreprescrição médica para infecções respiratórias superiores seja a maior razão para o desenvolvimento de estirpes microbianas resistentes, a sobreprescrição para problemas dentários e/ou dores dentárias está a emergir como uma ameaça crescente .[24]

As bactérias podem desenvolver espontaneamente resistência aos antibióticos através de mutações que lhes permitem combater ou inativar o antibiótico. As bactérias também podem adquirir genes resistentes através da troca de genes com outras bactérias já resistentes. As bactérias reproduzem-se rapidamente, permitindo que as caraterísticas de resistência se propaguem rapidamente para as gerações futuras de bactérias, pelo que a resistência pode propagar-se de uma espécie de bactéria para outras espécies, permitindo-lhes desenvolver resistência a várias classes de antibióticos. O aparecimento de uma população de bactérias resistentes num doente como resultado da utilização de antibióticos ocorre geralmente através de um processo denominado "pressão selectiva". As pessoas saudáveis albergam normalmente um pequeno número de bactérias que são intrinsecamente resistentes aos antibióticos. O maior número de organismos susceptíveis aos antibióticos mantém normalmente as bactérias resistentes sob controlo. Os antibióticos eliminam os organismos susceptíveis a esse medicamento no local da infeção e em todos os locais do corpo em que o medicamento penetra em concentrações adequadas. A pressão selectiva ocorre quando a administração de um antibiótico diminui o número de flora normal, permitindo a proliferação de bactérias resistentes .[24]

Quando as bactérias estão a crescer, libertam toxinas para o ambiente. Um glóbulo branco que vem em defesa de suas células irmãs tem bactérias; a toxina gruda nele, e também é destruída. Assim, se as toxinas bacterianas pudessem ser neutralizadas, não seriam capazes de atacar as células imunitárias que se aproximam das bactérias invasoras. Por isso, foram criadas pequenas vesículas chamadas lipossomas que podem atrair as toxinas. Os lipossomas são gotículas de gordura de tamanho microscópico que podem atrair e ligar algumas toxinas bacterianas. A toxina entra em contacto com o lipossoma, liga-se a ele e torna-se inútil. Mas quando as toxinas se ligam a este lipossoma artificial, ficam presas e não podem atacar as células humanas circundantes. Os glóbulos brancos podem então atacar e destruir as bactérias invasoras, acabando por eliminar a infeção. Se necessário, quando utilizados em seres humanos, os lipossomas podem ser adicionados aos antibióticos em infecções muito graves e potencialmente fatais. Desta forma, atacam as bactérias e uma das suas armas ao mesmo tempo. Até à data, esta técnica só pode funcionar contra determinadas bactérias específicas. Os lipossomas não são antibióticos, as bactérias não podem tornar-se resistentes a eles .[25]

Por último, os antibióticos são "drogas sociais" que afectam a resistência microbiana não só na pessoa que toma o medicamento, mas também em todos os outros, porque os genes de resistência são facilmente transmitidos através do contacto pessoal, de fómites e de resíduos humanos e animais. Qualquer profissional de saúde tem de compreender que a utilização incorrecta de antibióticos ocorre provavelmente milhões de vezes por dia e que o custo cumulativo destes abusos é precisamente o que nos conduziu à situação atual. Os antibióticos devem ser criteriosamente escolhidos e prescritos em doses elevadas e de curta duração, para que a resistência aos antibióticos seja reduzida ao mínimo[5] . As diretrizes baseadas em provas, por si só, não melhoram a prescrição de antibióticos por parte dos médicos dentistas generalistas; no entanto, as visitas de sensibilização educativas por parte de um farmacêutico podem ser utilizadas com êxito para melhorar a prescrição de antibióticos .[1]

Capítulo 8. RESUMO

Os antibióticos são substâncias químicas produzidas por microrganismos que têm a capacidade de inibir o crescimento de bactérias ou de destruir bactérias e outros microrganismos. Os antibióticos foram amplamente classificados em bacteriostáticos/bactericidas ou antibióticos de espetro estreito/amplo. Os antibióticos β-lactâmicos, os antibióticos macrólidos, os antibióticos lincosamidas e os nitromidazóis são os antibióticos mais utilizados em endodontia. Os antibióticos são prescritos na prática endodôntica para fins terapêuticos ou profilácticos. Estão indicados em doentes com aumento do inchaço, linfadenopatia, progressão da infeção, celulite, osteomielite, trismo e envolvimento sistémico, especialmente em doentes imunocomprometidos. No entanto, os antibióticos não são necessários em casos de pulpite irreversível, periodontite perirradicular aguda, dentes com polpas necróticas e radiolucência, dentes com um trato sinusal (abcesso perirradicular crónico) e tumefacções flutuantes localizadas. A utilização mais eficaz dos antibióticos é a curto prazo, em doses elevadas, com regimes activos contra os agentes patogénicos comuns.

A AAE (2012) recomendou a profilaxia antibiótica para a prevenção da endocardite infecciosa em doentes que apresentem uma válvula cardíaca protésica, história prévia de endocardite infecciosa, receptores de transplante cardíaco que desenvolvam valvulopatia e doença cardíaca congénita. Os antibióticos só devem ser prescritos para procedimentos dentários que possam causar bacteriemia transitória que possa causar colonização bacteriana e subsequente endocardite infecciosa. No entanto, a incidência de bacteriemia é de baixo grau e transitória, enquanto as probabilidades de bacteriemia após actividades diárias normais podem ser 1000 a 8000 vezes maiores. Por conseguinte, a profilaxia antibiótica é questionável. Os doentes imunocomprometidos devem receber profilaxia antibiótica se a contagem de glóbulos brancos for inferior a 2500. Em doentes com próteses articulares, a profilaxia antibiótica pode ser considerada em doentes imunocomprometidos e aquando da realização de procedimentos dentários de alto risco em doentes com próteses há menos de 2 anos. Em casos de reimplantação de dentes, é necessária uma profilaxia antibiótica pós-operatória.

Certos antibióticos, como a clindamicina, têm sido utilizados judiciosamente por aplicação local para reduzir os efeitos secundários causados pela administração sistémica. Além disso, antibióticos como a tetraciclina-HCl como irrigante endodôntico também são benéficos, uma vez que removem a camada de smear layer, permitindo uma melhor limpeza do sistema de canais radiculares.

A duração da administração de antibióticos depende da melhoria clínica do doente. Deve ser administrada uma dose de carga 2 vezes superior à dose de manutenção. Os doentes devem ser avaliados diariamente; quando houver provas clínicas suficientes de que as defesas do hospedeiro recuperaram o controlo da infeção, a terapêutica antibiótica deve ser interrompida. A resistência aos antibióticos tem sido um dos problemas de saúde pública mais prementes do mundo. A resistência aos antibióticos é um dos principais factores que contribuem para a doença, a morte e os custos resultantes das infecções adquiridas nos hospitais. A prescrição excessiva para problemas dentários e/ou dor dentária está a emergir como uma ameaça crescente para o aumento das estirpes resistentes. Os antibióticos devem ser criteriosamente escolhidos e prescritos em doses elevadas e de curta duração, para que a resistência aos antibióticos seja reduzida ao mínimo. Deve ser utilizada uma dosagem vigorosa durante um período de tempo tão curto quanto possível. Quanto mais curta for a duração da terapêutica, menor será o risco de o doente desenvolver toxicidade e/ou alergia induzida pelos antibióticos e menor será o risco de desenvolvimento de microrganismos resistentes.

CONCLUSÃO

Os antibióticos são considerados balas mágicas/drogas mágicas, uma vez que têm como alvo os organismos que produzem a doença. Infelizmente, podem não ser eficazes num futuro próximo devido à resistência aos antibióticos que conduz a infecções potencialmente fatais. Assim, devem ser utilizados judiciosamente quando indicado, como em casos de infeção disseminada e persistente e para profilaxia em condições indicadas pela Associação Americana de Endodontistas. Os antibióticos p-lactâmicos são o fármaco de eleição no tratamento de infecções endodônticas.

Os antibióticos devem ser utilizados em doses elevadas durante um período de tempo tão curto quanto a situação clínica o permita, uma vez que uma duração mais curta reduz o risco de desenvolvimento de toxicidade induzida por antibióticos e de resistência aos antibióticos. Para ultrapassar a resistência aos antibióticos, foram desenvolvidos lipossomas que actuam como chamarizes de toxinas. A toxina que entra em contacto com o lipossoma liga-se e torna-se inútil. Se necessário, podem ser utilizados em antibióticos em infecções muito graves e potencialmente fatais para ultrapassar a resistência aos antibióticos.

REFERÊNCIAS

1. Seager JM, Howell - Jones RS, Dunstan FD, Lewis MAO, Richmond S, Thomas DW. A randomised controlled trial of clinical outreach education to rationalise antibiotic prescribing for acute dental pain in the primary care setting. Brit Dent J 2006;201:217-222

2. Ramu C, Padmanabhan TV. Indicações da profilaxia antibiótica na prática dentária - Revisão. Asian Pac J Trop Biomed 2012;2(9):749-754

3. Antibiotics and the treatment of endodontic infections, Endodontics, colleagues for excellence, verão de 2006

4. Uso e abuso de antibióticos, Endodontia, Colleagues for excellence, inverno de 2012

5. Pallasch TJ. Antibiotic Resistance (Resistência aos antibióticos). Dent Clin N Am 2003;47:623-639

6. Glossário de termos endodônticos, 8th edição (internet). Chicago: Associação Americana de Endodontistas, 2012. Disponível em: http://www.nxtbook.com/ nxtbooks/aae/endodonticglossary/index.php

7. Tripathi KD. Essentials of pharmacology for dentistry.2nd Ed. Jaypee Brothers.2011

8. Droga Hoje Jan-Mar 2015 Vol.II

9. Eleazer PD. Farmacologia para Endodontia, Capítulo 18

10. Fouad AF. Os antibióticos são eficazes para a dor endodôntica? Uma revisão baseada em evidências. Tópicos de Endodontia 2002;3:52-66

11. Ingle JI, Bakland LK. Endodontia. 6th ed. B. C. Decker, Elsevier;2008

12. Longman LP, Preston AJ, Martin MV, Wilson NHF. Endodontics in the adult patient: the role of antibiotics (Endodontia no paciente adulto: o papel dos antibióticos). J Dent 2000;28:539-548

13. Pallasch TJ. Antibiotic prophylaxis: problems in paradise. Dent Clin N Am 2003;47:675-669

14. Sikri VK. Essentials of endodontics. Quintessence India. 1st edition.

15. Weine FS. Terapia endodôntica. 6th Ed. St. Louis: CV Mosby Co.; 2004:139

16. Shah SI, Qayyum Z, Shah SA, Khan S, Pasha F. Utilização profiláctica de antibiótico para prevenir crises no tratamento endodôntico. Jornal Oral e Dentário do Paquistão 2011;31(2):427-431

17. Baumgarter CJ. Suscetibilidade a antibióticos de bactérias associadas a abcessos endodônticos. J Endod 2003;29(1):44-47

18. Krishnan G, Parameswaran A. O dilema endodôntico - Fundamentação do uso de antibióticos. Endodontologia 2001;13:19-23

19. Erickson R. Antibiotics in Dentistry, Dental Updates, 2007

20. Rehman K, Akber I, Qazi J. Papel dos antibióticos no controlo da dor pós-endodôntica: casos de pulpite irreversível sintomática e periodontite periapical: Um ensaio clínico de controlo aleatório. JKCD 2012;s3(1):12-16

21. Nabavizadeh MR, Sahebi S, Nadian I. Prescrição de antibióticos para tratamento endodôntico: Conhecimento e prática do dentista geral em Shiraz. Iranian Endodontic Journal 2011;6(2):54-59

22. Yingling NM, Byrne BE, Hartwell GR. Uso de antibióticos por membros da Associação Americana de Endodontistas

no ano 2000: Relatório de um inquérito nacional. J Endod 2002;28(5)

23. Keenan JV, Farman AG, Fedorowicz Z, Newton JT. Uma revisão sistemática da Cochrane não encontra provas para apoiar a utilização de antibióticos para o alívio da dor em pulpite irreversível. J Endod 2006;32(5)

24. Tenente Crumpton BJ, Capitão McClanahan SB. Resistência aos antibióticos e antibióticos em endodontia. Atualização clínica 2003;25(12)

25. Disponível em http://americanblog.com/2014Z11/antibiotic-free-method-treat-infections.html

26. Prescrição para o futuro: Utilização responsável de antibióticos na terapia endodôntica, Endodontics, colleagues for excellence, primavera/verão 1999

27. Roda RP, Bagan JV, Bielsa JMS, Pastor EC. Uso de antibióticos na prática odontológica: Uma revisão. Med Oral Patol Oral Cir Bucal 2007;12:E186-92

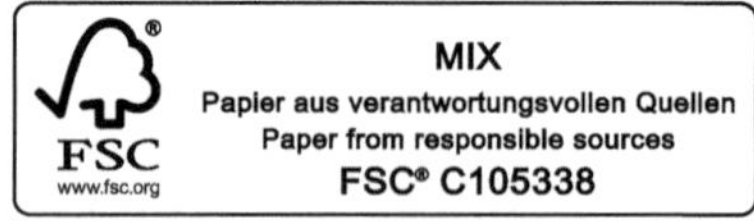

Printed by Books on Demand GmbH, Norderstedt / Germany